U0216749

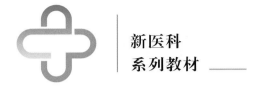

新医科
系列教材

产时超声

主　编　吕国荣　张诗婕

副主编　王霞丽　廖瑞碧　江秋霞

厦门大学出版社　国家一级出版社
XIAMEN UNIVERSITY PRESS　全国百佳图书出版单位

图书在版编目（CIP）数据

产时超声／吕国荣，张诗婕主编. -- 厦门：厦门
大学出版社，2023.10
ISBN 978-7-5615-9144-4

Ⅰ．①产… Ⅱ．①吕… ②张… Ⅲ．①产科学-超声
波诊断 Ⅳ．①R714.04

中国版本图书馆CIP数据核字(2023)第191462号

出 版 人	郑文礼
责任编辑	黄雅君　李峰伟
封面设计	李嘉彬
技术编辑	许克华

出版发行　厦门大学出版社

社　　　址　厦门市软件园二期望海路 39 号
邮政编码　361008
总　　　机　0592-2181111　0592-2181406(传真)
营销中心　0592-2184458　0592-2181365
网　　　址　http://www.xmupress.com
邮　　　箱　xmup@xmupress.com
印　　　刷　厦门市竞成印刷有限公司

开本　787 mm×1 092 mm　1/16
印张　9.5
插页　12
字数　248 千字
版次　2023 年 10 月第 1 版
印次　2023 年 10 月第 1 次印刷
定价　42.00 元

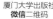

厦门大学出版社
微信二维码

厦门大学出版社
微博二维码

本书编委会

主　编　吕国荣　张诗婕

副主编　王霞丽　廖瑞碧　江秋霞

编　者（以姓氏汉语拼音为序）

黄春霞　泉州市妇幼保健院&儿童医院

江秋霞　泉州市妇幼保健院&儿童医院

廖瑞碧　安溪县妇幼保健院

柳舜兰　福建医科大学附属第二医院

吕国荣　泉州医学高等专科学校

王霞丽　泉州医学高等专科学校

吴家祥　泉州医学高等专科学校

张诗婕　福建医科大学附属第二医院

章玉霞　安溪县妇幼保健院

郑新颖　福建医科大学附属第二医院

序

　　1934年，泉州地区医护人员极为匮乏，对护理人才的培养培训也较为稀缺。惠世医院（现福建医科大学附属第二医院）附设惠世护士学校应运而生，它便是泉州医学高等专科学校的前身，也是泉州历史上第一所中等医学专科学校。岁月如歌，初心如磐。近90载的办学历程，学校不忘"精诚惠世"初心，牢记全心全意为人民健康服务的宗旨，以人才培养为根本，以服务社会为己任，踔厉奋发，笃行不怠，为社会培养、输送了6万多名高素质技术技能型医药卫生人才。他们扎根八闽大地，为福建医疗卫生事业和人民健康做出了巨大的贡献。

　　脚踏实地，方能行稳致远。学校自2004年升格为大专院校以来，在国家高职教育发展的快车道中抢抓机遇，砥砺奋进，实现了一次又一次的超越：2008年，参加国家教育部高职高专院校人才水平评估，成绩名列全省前茅，获优秀等级；2009年，被确定为福建省示范性高等职业院校；2010年，被确定为国家示范性（骨干）高职院校立项建设单位；2014年，顺利通过国家验收，步入全国高等职业教育先进行列；2015年，通过高等职业院校第二轮人才培养工作评估；2020年，成为福建省示范性现代高等职业院校；2021年，获批福建省高水平职业院校和专业建设计划项目A类立项建设单位；2022年，开启应用型本科医学院校新征程。

　　习近平总书记指出："人民健康是民族昌盛和国家强盛的重要标志。""培养造就大批德才兼备的高素质人才，是国家和民族长远发展大计。"在大数据、云计算、人工智能等新科学技术大规模应用的背景下，医学也正向高度信息化和智能化方向发展。医学教育需要更新价值理念，以办人民满意的医学教育为目标培养新医科人才。2020年9月，国务院办公厅印发《关于加快医学教育创新发展的指导意见》，提出"把医学教育摆在关系教育和卫生健康事业优先发展的重要地位，立足基本国情，以服务需求为导向，以新医科建设为抓手，着力创新体制机制，分类培养研究型、复合型和应用型人才，全面提高人才培养质量，为推进健康中国建设、保障人民健康提供强有力的人才保障"。这一重大部署，吹响了我国新时代新医科建设的号角。

为党育人，为国育才。心怀"国之大者"，必须响应时代要求和群众需求，培养国家需要的、人民喜欢的、有温度的好医生。为了更好更快地服务"健康新福建""幸福泉州"建设，学校正举全校之力升格创建泉州健康医学院，致力于培育高素质应用型医学人才，打造人才培养新高地，全方位、全周期保障人民健康。

教材是课程建设的基石，课程建设是学科培育的关键，学科培育是人才培养的基础。编写本套新医科系列教材是学校响应时代发展需要、加强学科专业建设、培养高素质应用型医学人才的重要举措。《产时超声》站在学科发展前沿，顺应近10年来超声影像新学科的蓬勃发展，是编者根据多年的临床实践并结合国内外最新文献编写而成；融合"大健康"理念，《体育与大健康教育》对大学生健康从思想、心理、生理、传染病预防、体育锻炼、膳食营养、生活习惯、危机处理等几个方面做了全方位的阐述；立足大数据、云计算、物联网、人工智能在医疗领域的广泛应用，《新医科视域下的医学生信息素养》重构信息素养教材知识体系，以更好地满足新时代医学生专业素养的提升；《智能医学》主要介绍智能医学的基本理念、基础知识以及在医学领域的应用，既注重基础知识的讲解，又关注智能医学前沿技术发展的新趋势；《重症康复评定》全面阐述了重症康复过程中评估的重要性和技术要点，体系完整，逻辑清晰，通俗易懂，适合作为普通高等院校多个专业的新医科特色教材；《叙事医学能力培养》以叙事医学的文本细读、反思性写作和医患沟通为编写重点，理实融通，医文结合，为医学人文的落地找到着陆点；《口腔转化医学》覆盖了口腔各个学科及其他医学基础学科，研究口腔主要疾病的发病机制，并将最新研究成果转化为临床医疗新技术和新方法；《慢重症居家管理》全面阐述了常见的居家慢重症病种、特点、管理要点以及自我管理。总体来看，本套新医科系列教材囊括了目前医疗行业的各个热门领域，既具有医学研究的学理性、科学性和前瞻性，又突出了新医科人才培养的基础性、人文性和适用性，真正做到落实"大健康"、聚焦"胜任力"、服务"全周期"。

　　潜心问道,精益求精。在学校党委的大力支持和高度重视下,学校成立了新医科系列教材编审委员会,加强领导,统一部署,各学院、各部门通力合作,众多专家教师和相关单位的工作人员全身心地投入这项工作,尤其是每部教材的编写人员,他们在日常繁忙的教学和工作之余,投入了大量的时间和精力,刻苦钻研,潜心问道,在孜孜不倦中不断自我突破,力求打造精品,不负育人使命。我们期待本套教材的发行能为学校的人才培养、内涵建设以及高质量发展夯实基础;能成为学校申办本科院校、提升办学层次的强大助推器;能助推学校成为医学教育领域的典范,为国家新医科的发展贡献自己的力量。

泉州医学高等专科学校新医科系列教材编审委员会

主任委员:李伯群　吕国荣

副主任委员:王翠玲

2023 年 9 月 6 日

前言

　　产时超声是超声影像医学的重要组成部分,有狭义和广义之分。狭义的产时超声是指分娩过程中通过超声判定胎方位、胎先露以及胎儿分娩的进程,如胎头位置、胎头方向、胎头进展角、中线角等,以实现分娩可视化,确保分娩的安全性。广义的产时超声,不仅包括狭义的产时超声内容,还包括分娩过程中涉及母胎安全的各种产科急危重症的产时床边超声检查。因此,产时超声对母胎的安危评估具有重要的临床价值。

　　本书的重要内容来源于校院合作的重要成果——泉州市超声名医工作室,是深度医教协同的重要体现,是一线教师和医师共同努力的结果。本书是编著者根据多年的临床实践并结合国内外最新文献编写而成,是国内第一本产时超声教材。全书共8章,前两章介绍产时超声的基本知识,第三章至第七章介绍产时超声及产时产科急危重症的床边超声检查等超声诊断内容,最后一章介绍与分娩相关的盆底功能障碍性疾病的超声检测诊断。本书内容丰富,图文并茂,每一章前均列出学习目标,每一章后均附有围绕学习目标和学习重点的本章小结以及思考题,突出问题导向和目标导向,培养读者或学生发现问题、分析问题和解决问题的能力。因此,本书可作为护理学、助产学、影像医学、临床医学等学科的学习教材,也可作为超声和妇产科医师、研究生及规培生的重要参考书。

　　本书将作为泉州健康医学院的新医科教材。本书的出版得到泉州医学高等专科学校的大力支持以及厦门大学出版社的鼎力相助,谨在此表示诚挚的感谢。由于水平和时间有限,书中难免存在疏漏或者不足之处,恳请广大师生和读者不吝赐教和指正。

吕国荣

泉州医学高等专科学校校长

二级教授、主任医师、博士研究生导师

2023 年 5 月

目 录

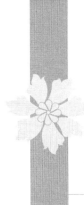

第一章 | 绪论

【学习目标】

1. 掌握：产时超声的主要内容及学习要点。
2. 掌握：实时灰阶超声成像的基本原理及其临床应用。
3. 熟悉：多普勒超声成像的应用。
4. 了解：产时超声的发展历史。
5. 了解：多普勒超声成像的注意事项。

❋ 第一节 产时超声概论 ❋

产时超声（intrapartum ultrasound）是超声影像医学的组成部分，是目前监测分娩过程的唯一影像方法，是实现分娩过程可视化的重要途径。随着超声影像医学的整体发展，其分工日趋细致，产时超声已经成为超声医学的重要分支，在优生优育中发挥重要作用。

一、发展历史

产时超声发展不过 40 年历史，可分为三个阶段：初始阶段（20 世纪 80 年代后期至 90 年代后期）、形成巩固阶段（2000—2010 年）和成熟发展阶段（2010 年之后）。

(一)初始阶段

(1)产科超声开始于 20 世纪 80 年代后期，主要用于观察胎方位、胎先露、胎盘位置、胎盘早剥、宫颈管扩张、胎膜早破，一般采用经腹部超声。

(2)到了 20 世纪 90 年代，经腹部超声主要用于胎儿安危的检测，包括脐动脉、大脑中动脉、静脉导管、子宫动脉的多普勒检测以及胎心功能评估。

(3)1992—1993 年，吕国荣率先报告经会阴超声新途径在产科的应用。

(二)形成巩固阶段

(1)2002—2005 年,Dupuis、Akmal、Sherer、Souka、Kreiser、Dietz 等开始研究产时经腹部或经耻骨上超声。

(2)2005—2010 年,Duckelmann、Eggebø、Torkildsen 等开始研究经会阴产时超声监测产程。

(3)Kassanos(2003 年)、Siristatidis(2004 年)率先报告产时多普勒超声在监护分娩中的作用。

(4)2009 年,Ghosh 等开始使用产时多普勒超声评估胎儿宫内窘迫。

(三)成熟发展阶段

(1)2010 年以后,许多学者开始开展经腹、经会阴超声联合监测产程,即产时超声。

(2)2010 年以后,Ghi、Youssef 开始开展经会阴三维超声监测产程的产时超声;2017 年,国内程娟娟也开始进行这方面的研究。经腹、经会阴产时超声已逐步进入产房并被妇产科医师所接受。国际妇产科超声学会(International Society of Ultrasound in Obstetrics and Gynecology,ISUOG)于 2018 年颁发产时超声的实践指南,标志着产时超声进入成熟发展时期。

二、产时超声的评估范畴及主要内容

(一)产时超声评估的范畴

产时超声有狭义和广义之分。狭义的产时超声是指分娩过程中通过超声检查胎方位以及判定胎先露、胎头位置和产程的进展情况,以实现分娩过程的可视化。广义的产时超声的范畴如下所示。

(1)分娩过程可视化,以确保分娩安全和分娩辅助诊疗的实施。

(2)分娩过程中病理性妊娠的监测,尤其是产科急危重症的评估。

(3)分娩过程中胎儿宫内安危的评估。

(4)分娩过程中母体心肺功能的监测,以确保母体安全。

(5)产时损伤的产后盆底功能检测。

(二)产时超声的主要内容

(1)观察胎儿姿势、胎产式、胎先露、胎方位;明确有无头盆不称、病理性妊娠等情况。

(2)观察分娩进程,评估胎头位置、下降和姿势,评估第一产程、第二产程的进展情况,客观评估胎先露有无异常,并及时进行辅助分娩。

(3)应用产时超声评估病理性妊娠,尤其是产科急危重症,掌握产时超声评估的流程,为临床提供诊疗信息。

（4）应用多普勒超声监测产时胎儿的宫内安危，为及时分娩处置提供依据。

（5）监测产时母体的心肺功能状况，确保母体安全。

（6）监测产时、产后的盆底损伤，并为后续干预提供依据。

本书共8章，前两章介绍产时超声的基本知识，包括超声成像的基本原理和分娩的解剖学基础、基本过程、机制与基本知识；第三章至第五章主要介绍产时超声及其相关疾病的诊断；第六章和第七章分别介绍运用产时多普勒超声监测胎儿宫内安危和运用产时超声检测母体心肺功能；最后一章介绍运用超声监测分娩相关的盆底功能障碍。产时超声实现了分娩过程可视化，为确保母胎安全提供了技术支持，在临床上推广应用具有重要价值。

三、怎样学好产时超声

学好产时超声应注意抓住以下几个要点：

（1）掌握超声成像基本原理、图像显示方式、图像标识，掌握盆底断层解剖。

（2）掌握分娩过程、分娩机制、产程进程的基本知识点。

（3）掌握产时超声评估胎先露、胎头位置所采用的方法与技术。

（4）掌握母胎安全的多普勒检测方法与技术。

（5）掌握产时超声监测指标与助产方式选择的适应证。

此外，要想学好产时超声，还必须坚持理论联系实际，勤于思考，多探索、多实践，不断改进和提升技术水平。

❋ 思考题

1. 产时超声评估的范畴及内容是什么？
2. 如何才能学好产时超声？

（吕国荣）

❋ 第二节 超声成像基本原理 ❋

超声诊断应用了电子学与医学工程学的最新成就，可非侵入性地获得活体组织和器官的大体断层解剖图像，并可实现对部分器官的功能检测。

一、实时灰阶超声

(一)超声成像原理

实时灰阶超声是临床上使用最广泛的超声成像技术,应用了最新的材料学、电子学和计算机技术,现代超声诊断仪可以获得实时、流畅的超声灰阶声像图。

超声是一种机械波,是超出人耳朵听域(20~20000 Hz)的声波,超声诊断上用到的超声波频率在1~20 MHz(兆赫,1兆赫=10^6赫兹),常用频率在2~14 MHz。频率越高,所获得的图像就越清晰,但穿透力随之下降。

超声遵守机械波的物理特性,在弹性介质(气体、液体、固体)中以纵波形式传播。相较于可闻声波,超声波具有更好的方向性,在传播过程中会产生反射、折射、散射、绕射、共振、吸收、衰减、多普勒效应等物理现象。

超声波成像的原理:超声在穿透组织时,于不同的介质中发生界面反射,如从脂肪层到肌层、从肝包膜到肝实质,超声诊断仪的探头接收到不同深度反射回来的不同强度的超声波,通过电子转化为反映不同深度和强度回声的灰阶声像图,供临床诊断参考。人体软组织及脏器结构的差异形成了不同的声学反射界面,这是超声波分辨组织结构的声学基础。超声波对组织间的结构差异分辨能力甚高,1/1000的组织差异即可产生超声诊断仪可识别的反射回波,因此,利用超声成像可获得细腻、高解析度的超声声像图。

(二)超声诊断仪的组成

超声诊断仪主要由探头、主机、显示器、外围工作站设备(记录、打印)等装置构成(图1-2-1)。探头内有压电材料,可将电能转换成声能,也能将接收的超声波声能转换成电

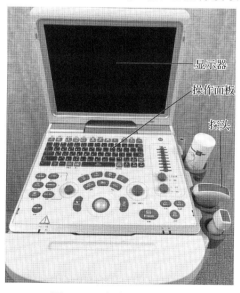

图 1-2-1　超声诊断仪组成

能,因此,探头既可发射超声波,又能将反射回探头的超声波转化成不同强度的电能。电能的强弱作为模拟信号,通过模-数转换为形成声像图的数字信号,并在显示器上显示。

(三)超声声像图切面

在工作中,探头发射的声波束就好似一把"无形之刀片"插入组织中,将此区域的组织影像对应地显示在显示器上,探头可在体内自由选择"切"取不同切面的组织断面并显示其组织结构。声像图上方显示的是近探头的浅方组织,声像图下方显示的是远离探头的深方组织。探头的长轴一侧一般有一个标识,一般指向人体右侧(横切)和头侧(矢状切),借以分辨声像图的方向,其在不同切面的对应位置如图 1-2-2 所示。

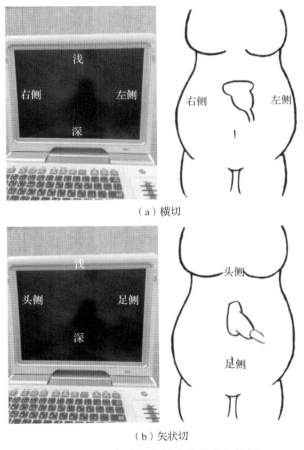

(a)横切

(b)矢状切

图 1-2-2 超声声像图方位的空间标识

(1)横断切面:超声声束垂直于人体/脏器长轴的方向,将其分为上下两部分所展现的切面。探头标识指向患者右侧,图像左侧为探头左侧对应的组织,图像右侧为探头右侧对应的组织。

(2)矢状切面:超声声束与人体/脏器的长轴平行,将其分为左右两部分所展现的切面。此时探头标识指向头侧端,另一侧指向足侧端,声像图左侧显示切面头侧,右侧显示切面足侧。

（3）冠状切面:超声声束与人体/脏器的长轴平行,将其分为前后两部分所展现的切面。探头标识指向头侧端,声像图左侧显示切面头侧,右侧显示切面足侧。

（4）斜切面:超声声束与人体/脏器的长轴和水平轴/短轴成角的特殊切面。声像图左侧对应的是探头左侧下方的组织声像图,右侧对应的是探头右侧下方的组织声像图。

（四）灰阶超声的类型和回声种类

超声诊断仪在处理不同强度的回声时以不同的亮度级别对应,将超声回声的强弱转换成声像图的亮暗程度,这就是灰阶超声模式。灰阶数越大,系统能够区别回声变化的能力越强,声像图的层次就越丰富。超声成像在每秒达 24 帧以上时便可实时、平滑地显示与记录各种静态和活动脏器的情况,如心脏、血管的搏动,胎动,肌肉收缩等。由于计算机技术飞速发展,因此,现代超声诊断设备在处理回声时都能实现实时成像功能。

在灰阶声像图中可看到由亮到暗的黑白图像,其亮度由反射回探头的声波强度决定。不同组织间超声声速差别大,其反射回声就多,显示更亮;组织均质、差异小,反射便少,回声显示则较暗。根据回声强弱,对其的描述可分为以下几种(图 1-2-3)。

（1）强回声:点、条、块状极明亮的回声,后方常伴声影,常见于结石、气体、金属、异物、骨组织、钙化灶等。

（2）高回声:较为明亮的回声,后方一般不伴声影,常见于肾窦以及纤维丰富的组织。

（3）等回声:灰度中等的回声,常见于肝实质、脾实质等实质性脏器。

（4）低回声:回声较为暗淡,如肾皮质回声。

（5）无回声:黑色或接近黑色的极暗回声,一般为液体,如尿液、胆汁、血液、囊肿液等,也可见于高度均质组织。

此外,在低回声和无回声之间还可细分为极低回声或弱回声。

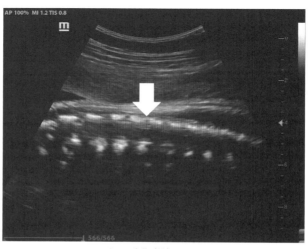

（a）胎儿脊柱强回声

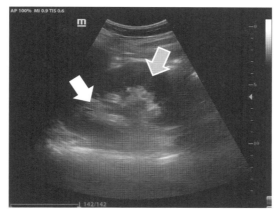

（b）孕妇肾窦高回声（白色箭头）和肾皮质低回声（灰色箭头）

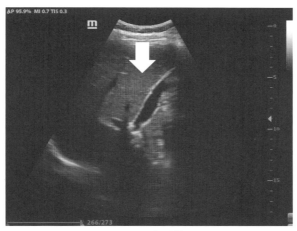

（c）孕妇肝实质等回声

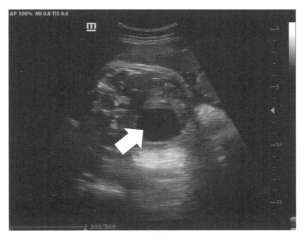

（d）胎儿膀胱无回声

图 1-2-3　超声回声分类

生活中常听到的"B 超",指的是 B 型超声或辉度调制型超声,是灰阶超声的一种显示方式;临床上应用的灰阶超声还有活动显示型超声,简称"M 型"或"M 超"。"M 超"的工作原理:探头发射单束超声,接收界面的回声信号并以光点辉度的形式在显示器纵轴上表示,显示界面与探头之间的距离随时间变化而变化的运动曲线,即"距离-时间"M 型超声图像(图 1-2-4)。M 型超声属一维图像,其纵轴表示检查的距离,横轴表示检查持续的时间。该技术常应用于心脏,以及胎心率和心律的检查。

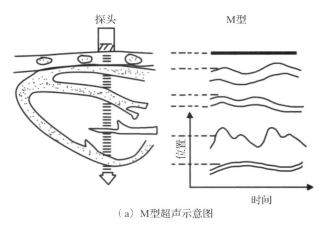

(a) M 型超声示意图

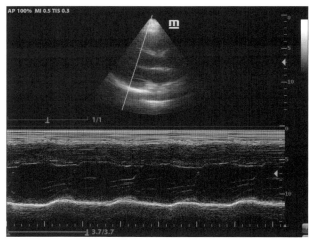

(b) M 型超声声像图

图 1-2-4　M 型超声

二、多普勒超声

(一) 多普勒效应

多普勒原理是以数学和物理学家克里斯琴·约翰·多普勒(Christian Johann

Doppler)的名字命名的。他在研究天体的光线时,发现运动的天体与地球的相对运动会导致其光线频率产生红色或蓝色的变化,称为红移或蓝移。这种由相对运动导致接收到的从运动源发出的波的频率改变就称为多普勒效应。

多普勒效应是自然界中普遍存在的一种现象,适用于声波和光波。当波源与接收器相对固定时,接收器所接收的反射波频率与波源发射波的频率是一致的;当波源与接收器做相对运动时,接收器接收的反射波频率与发射波的频率不再一致,当两者距离随着时间延长而变短时,接收器接收到的频率升高,反之则降低,且其频率的改变与相对运动的速度有关。

(二)多普勒成像

利用多普勒效应可进行多普勒超声成像。当波源朝向接收器运动时,接收到的频率大于波源发出的声波频率;当波源背向接收器运动时,接收到的频率比波源发出的声波频率要低。利用多普勒效应对运动物体所产生的频移信号进行成像显示与分析,形成了多普勒超声成像技术,将其应用于临床,可以对血管及血流状况进行检查。

在多普勒超声成像技术中,探头的发射晶片与接收晶片之间没有相对运动,而多普勒频移信号是由检查目标相对于探头的运动产生的。目标运动体的多普勒频移可由多普勒超声诊断仪测得,被检查目标的速度与频移量成正比关系,通过傅立叶变换即可得到被检查目标(如红细胞)的速度。

临床上应用多普勒技术测量血管中的血流速度时,因为利用频移测速存在角度依赖,所以在实际操作过程中应尽量使超声束与检查目标的运动方向(如血管)平行,这样测得的目标运动速度更接近实际运动速度。

三、频谱多普勒与彩色多普勒超声

多普勒超声成像技术又分为频谱多普勒成像和彩色多普勒成像两种形式。

(一)频谱多普勒超声

频谱多普勒成像的原理是利用傅立叶变换对反射超声频移(f_d)进行频谱分析,结果以频移(速度)时间图像的形式显示。频谱图的横轴表示被检查目标的运动时间,单位为秒(s);纵轴表示频移大小,通常换算成运动速度,单位为米/秒(m/s)。频谱图可以提供检查目标运动的方向、平均流速、峰值流速等流体动力学信息(图1-2-5)。多普勒频移公式如下所示。

$$f_d = f_r - f_0 = \pm f_0 \cdot 2V\cos\theta/C$$

式中,f_d 为多普勒频移,f_0 为入射超声频率,f_r 为反射超声频率,V 为反射体运动速度,C 为声速,θ 为运动方向与入射波间的夹角。

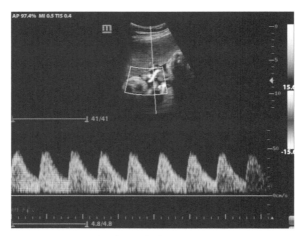

图 1-2-5　频谱多普勒声像图(彩图见附录)

(二)彩色多普勒超声

彩色多普勒血流显像(color Doppler flow imaging,CDFI):以二维声像图为背景,对感兴趣的目标检测区域利用自相关技术处理进行彩色编码,并将彩色信息叠加到二维灰阶图像的相应区域内,实现解剖结构与目标运动状态相结合的实时显示。在临床上,彩色多普勒成像多用于血流声像图显示,彩色多普勒血流显像提供了一幅既有解剖结构,又有动态血流变化的实时彩色声像图(图 1-2-6)。它是在心血管疾病检查领域中继心导管技术的一项重大突破。

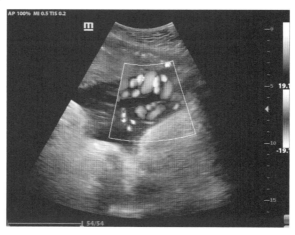

图 1-2-6　彩色多普勒声像图(彩图见附录)

彩色多普勒血流成像技术,就是用一个相控阵探头发出的超声束对组织做平面扫查,对感兴趣的目标检测区域进行自相关处理,对目标检测区的每一个位置均发射几组脉冲;接收到的回波信号分两组,一组形成二维灰阶解剖结构声像,另一组进行自相关处理,并用红色或蓝色对不同频移信号进行彩色编码;最后,将编码结果用不同颜色显示在相应的二维声像图上。

彩色多普勒显像中颜色的色调(如红色、蓝色)分别对应正向或负向的多普勒频移,通常使用红迎蓝离的原则,以红色代表朝向探头的运动,以蓝色代表背离探头的运动(图1-2-7)。速度的大小以色调的高低,即色彩的亮度来表示:明亮的色彩代表流速快,深暗的色彩代表流速慢;纯净的色彩代表单向运动;而红、黄、蓝、绿、青的多彩小点交织常代表血流中的湍流。

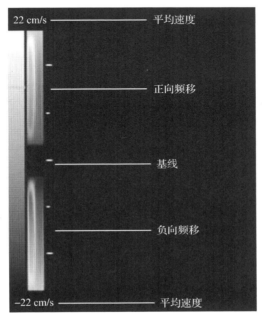

注:顶部和底部的数值代表平均速度,中间黑色代表基线,基线之上是正向频移,基线之下是负向频移。

图 1-2-7　彩色量程图(彩图见附录)

彩色多普勒能在二维切面上直观地显示血流方向、血流速度、血流状态等重要信息,对血流的性质及其在心脏、血管内流速的显示更快、更直观,可明确分流与反流的起源、部位、方向和性质,非常适宜显示分流血流以及瓣口反流血流。

彩色多普勒血流成像有速度限制,在有高速射流时,混叠和湍流的出现可使多种色彩混合而呈现白色;在有明显血流紊乱时,可出现多彩斑点血流镶嵌图形。

在实际应用中,通常先选择彩色多普勒观察某部位血流的分布与走向,再选用频谱多普勒进行重点部位的血流采样,取得相应的血流动力学参数。

❋ 思考题

1. 简述超声波的定义。
2. 灰阶超声成像的基础是什么?

(吴家祥)

11

本章小结

　　本章主要介绍产时超声的历史、广义和狭义产时超声的检查范畴、怎样学好产时超声，以及超声成像的基本原理和图像的表现形式。

　　掌握这些基本理论、基本知识对理解产时超声至关重要。

参考文献

［1］谢幸，孔北华，段涛．妇产科学［M］．北京：人民卫生出版社，2018：51-60.

［2］CAUGHEY A B，CAHILL A G，GUISE J M，ROUSE D J．Safe prevention of the primary cesarean delivery［J］．Am J Obstet Gynecol，2014，210（3）：179-193.

［3］NELSON D B，MCINTIRE D D，LEVENO K J．Second-stage labor：consensus versus science［J］．Am J Obstet Gynecol，2020，222（2）：144-149.

［4］GHI T，EGGEBO T，LEES C，et al．ISUOG Practice Guidelines：intrapartum ultrasound［J］．Ultrasound Obstet Gynecol，2018，52（1）：128-139.

［5］刘洪莉，张兰，漆洪波．国际妇产科超声学会实践指南解读：产时超声［J］．中国实用妇科与产科杂志，2019，35（02）：206-209.

［6］张武．现代超声诊断学［M］．2版.北京：科学技术文献出版社，2019：1-69.

第二章 | 正常分娩与产程

【学习目标】

1. 掌握：狭义会阴前、后三角的概念及意义。
2. 掌握：分娩机制及产程的标准。
3. 熟悉：骨性骨盆的三个平面。
4. 了解：会阴中心腱的组成。

❋第一节　分娩的解剖学基础❋

一、会阴

会阴有广义与狭义之分。广义会阴指封闭骨盆出口的所有软组织，前起自耻骨联合下缘，后至尾骨尖，两侧为耻骨降支、坐骨升支、坐骨结节和骶结节韧带。狭义会阴是指位于外生殖器和肛门之间的楔形软组织，厚 3～4 cm，又称会阴体，由表及里为皮肤、皮下脂肪、筋膜、部分肛提肌和会阴中心腱。会阴伸展性大，妊娠后期会阴组织变软，有利于分娩。狭义会阴由于胎儿娩出时易发生撕裂（会阴撕裂），因此也称为产科会阴，经阴道分娩时需加以保护，避免发生裂伤。

会阴中心腱由部分肛提肌及其筋膜和会阴浅横肌、会阴深横肌、球海绵体肌及肛门外括约肌的肌腱共同交织而成。通过两侧坐骨结节前缘的连线，可将会阴分为前、后两个三角形区域，前方是尿生殖三角，女性有尿道和阴道通过；后方为肛三角，其中央有肛管通过。经过会阴肛三角的超声检查主要检测前列腺与肛管，而产时超声和盆底超声检查主要经由会阴前三角。

盆底超声经会阴正中矢状断面由表及里分别显示皮肤、皮下脂肪、筋膜、会阴中心腱和部分肛提肌，如图 2-1-1（a）所示；采用经会阴盆底三维超声技术可重建会阴冠状面，直观地呈现尿生殖三角和肛三角，从腹侧至背侧分别显示耻骨联合、耻骨支、尿道、阴道、肛管，如图 2-1-1（b）所示。

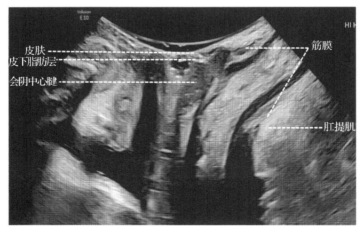

（a）经会阴超声正中矢状切面

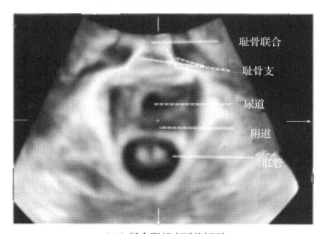

（b）经会阴超声冠状切面

图 2-1-1　经会阴正中矢状切面及冠状切面

二、骨盆

骨盆是躯干和下肢之间的骨性连接，起着传导重力和支持、保护盆腔脏器的作用。骨盆被经过骶骨岬和界线的斜面分为大骨盆和小骨盆，也称为假骨盆和真骨盆。在女性，小骨盆是胎儿娩出时必经的骨性产道，其大小、形状直接影响分娩过程。

骨性产道又称真骨盆、小骨盆，分为三个平面。

（1）骨盆入口平面：前为耻骨联合上缘，两侧为髂耻缘，后方为骶岬上缘（图 2-1-2）。

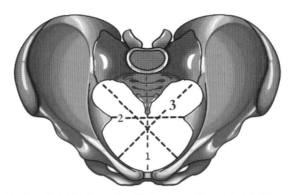

注:1—前后径 11 cm;2—横径 13 cm;3—斜径 12.75 cm

图 2-1-2　骨盆入口平面各径线

（2）中骨盆平面:前为耻骨联合下缘,两侧为坐骨棘,后方为骶骨下端;中骨盆横径为产道中最短的径线(图 2-1-3)。

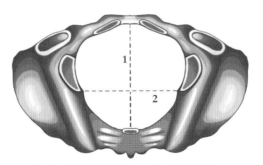

注:1—前后径 11.5 cm;2—横径 10 cm

图 2-1-3　中骨盆平面各径线

（3）骨盆出口平面:由两个不同平面的三角形组成,坐骨结节间径为两个三角共同的底边,前三角平面顶端为耻骨联合后下缘,两侧为耻骨降支;后三角平面顶端为骶尾关节,两侧为骶结节韧带(图 2-1-4)。

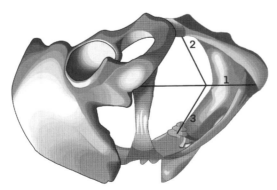

注:1—出口横径;2—出口前矢状径;3—出口后矢状径

图 2-1-4　骨盆出口平面各径线

真骨盆中轴也称为骨盆轴,分娩时,胎儿循此轴娩出。骨盆三个平面的径线各不相同,因此,分娩过程中胎儿在经过产道时需要变换体位和姿势方可通过。

三、盆底基础解剖

女性盆底由承托盆腔脏器并封闭骨盆出口的盆底肌、盆底结缔组织、盆腔器官(膀胱、子宫、直肠)等组成,是一个复杂的结构。其中,前两者构成肌性-弹力系统,维持盆底的形态及功能,称为盆底的支持系统。

(一)盆底支持系统

1. 盆底肌

盆底肌可分为三个平面(从上往下):第一平面由肛提肌和尾骨肌构成,具有支持盆腔脏器和开合尿道、阴道和肛门的双重作用;第二平面由肛门纵肌组成,肌纤维来自肛提肌板、耻尾肌侧方以及耻骨直肠肌,收缩时对膀胱颈产生向下的拉力,可协助打开尿道;第三平面由会阴膜的肌肉、肛门外括约肌组成,是盆底肌肉的锚定层,主要功能是固定远端尿道、阴道及肛门(图 2-1-5)。

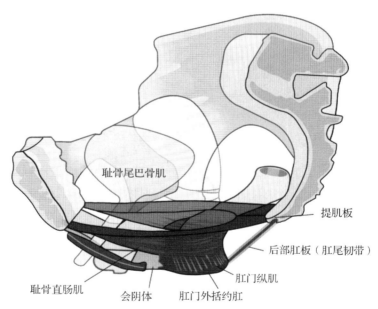

图 2-1-5　盆底肌三个平面示意图(彩图见附录)

(1)肛提肌:一对三角形的肌肉,两侧对称,由两侧盆底向下向中线走行,起自耻骨支内侧面、肛提肌腱弓和坐骨棘,止于尾骨、肛尾韧带和会阴中心腱。两侧肛提肌的后缘与尾骨肌相邻接。根据起点位置不同,肛提肌可分为耻骨直肠肌、耻尾肌和髂尾肌。

耻骨直肠肌是肛提肌肌群中最强大的组成部分,起自耻骨盆面和肛提肌腱弓的前份,向后止于肛管侧壁、后壁及会阴中心腱,围绕着尿道、阴道、直肠,于直肠肛管背侧的连接处形成"U"形祥,形似"U 形吊带",这一"吊带"结构收缩时可将尿道、阴道、直肠朝耻骨方向牵拉,从而保证泌尿生殖裂孔在正常情况下处于关闭状态。另外,耻骨直肠肌包绕直肠-肛管连接处,并向前牵拉直肠,形成肛管直肠角。耻尾肌与耻骨直肠肌起源相似,但其插入尾骨中线,向上、向前牵拉直肠,对直肠壶腹部起到承托作用。髂尾肌起自肛提肌腱弓的后份和坐骨棘盆面,止于尾骨侧缘及肛尾韧带。两侧髂尾肌与背侧耻尾肌纤维共同形成肛提肌板,形似"棚架样"结构(图 2-1-6)。

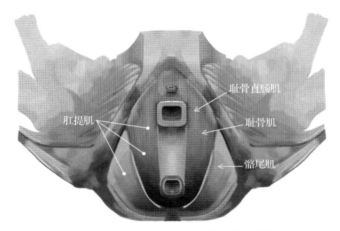

图 2-1-6 肛提肌示意图(彩图见附录)

肛提肌是盆底支持系统中最重要的肌肉,肛提肌损伤被认为是盆底功能障碍的主要病因之一,因此,观察肛提肌解剖结构的完整性是评估盆底功能的关键。肛提肌含有Ⅰ型(慢抽搐)纤维,可维持恒定性,从而为盆底脏器提供持续的、重要的支撑。肛提肌还含有Ⅱ型(快抽搐)纤维,可完成反射和自主收缩,在排泄和 Valsalva 动作(深吸一口气后闭上嘴,用拇指和食指捏住鼻子,试着轻轻呼气,全程保持脸颊肌肉紧绷,增加了受试者体内的压力,包括鼻腔、上颌窦、口腔、喉咙、咽鼓管、中耳、内耳、胸腔、眼睛、颅内压、脑脊液、腹部和直肠的压力)时发挥重要作用。在应激情况下,如咳嗽时,肛提肌与尿道括约肌、肛门括约肌能够快速收缩,从而防止尿失禁或粪失禁的发生。

(2)尾骨肌:起自坐骨棘和骶棘韧带,止于尾骨肌骶骨下部的侧缘,构成盆底的后部,并起到支撑作用;随着年龄增长,逐渐变薄并纤维化。

(3)会阴浅横肌:起自两侧坐骨结节内侧面中线,并会合于中心腱。

(4)会阴深横肌、球海绵体肌:位于阴道两侧,覆盖前庭球及前庭大腺,向后与肛门外括约肌相互交叉混合,又称为阴道缩肌,收缩时能紧缩阴道。

(5)坐骨海绵体肌:从坐骨结节内侧沿坐骨升支内侧与耻骨降支向上,最终集合于阴蒂海绵体。

2. 盆底结缔组织

盆底结缔组织主要由筋膜和韧带构成。筋膜为一种纤维肌性组织,主要功能是悬吊或巩固器官,或者连接器官与肌肉。韧带就是筋膜独立增厚的部分。随着现代盆底结构解剖学的发展,有学者提出可将盆底结缔组织划分为三个水平,即解释盆底功能的"三水平"理论,从上往下:Ⅰ水平由主韧带-骶韧带复合体、耻骨宫颈筋膜构成;Ⅱ水平由盆筋膜腱弓、耻骨尿道韧带、膀胱阴道筋膜和直肠阴道筋膜构成;Ⅲ水平包括尿道外韧带、会阴体和会阴膜(图 2-1-7)。

（1）主韧带-骶韧带复合体、耻骨宫颈筋膜:主韧带-骶韧带复合体起自宫颈和阴道上段,止于骨盆侧壁和骶骨,功能是悬吊子宫和阴道上段。如果产后或子宫切除术后该平面被破坏,则有可能导致子宫和(或)阴道穹窿脱垂。耻骨宫颈筋膜头侧连于宫颈环,该组织薄弱可导致高位膀胱膨出;侧方连于盆筋膜腱弓,中部缺陷可导致中位膀胱膨出,侧方局部薄弱可导致阴道侧方缺陷。

（2）盆筋膜腱弓、耻骨尿道韧带:盆筋膜腱弓是耻尾肌和髂尾肌表面盆腔内筋膜的中部增厚,为条状纤维结构,起自坐骨棘,止于耻骨联合下方,其连接十分广泛,是将盆腔脏器、盆底肌及盆壁筋膜组织联系起来的重要结构。

（3）尿道外韧带、会阴体:尿道外韧带是将尿道外口与耻骨联合前表面、耻骨间韧带前部紧密连接的结构,是由阴蒂体和两侧的阴蒂脚下方发出的一束宽而分散的纤维,与阴蒂悬韧带相延续,提拉该韧带可提升尿道外口。会阴体是指位于骨盆下方的整个骨盆出口组织,为阴道和肛门之间的区域。会阴膜是指覆盖尿生殖三角的一层质厚的纤维膜,其外侧附着于耻骨弓,游离后缘在中线处与会阴体相附着。

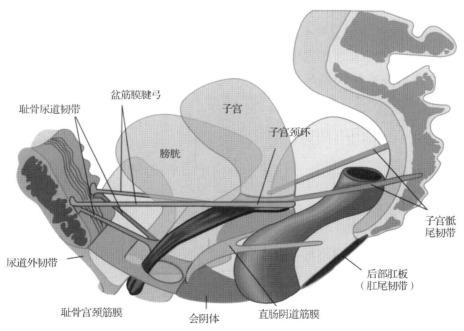

图 2-1-7 盆底结缔组织三个水平示意图(彩图见附录)

（二）盆腔器官

随着现代盆底结构解剖学的发展，有学者提出了定位结缔组织缺陷的"三腔室"理论：从垂直方向将盆底结构分为前腔室、中腔室和后腔室（图 2-1-8）。

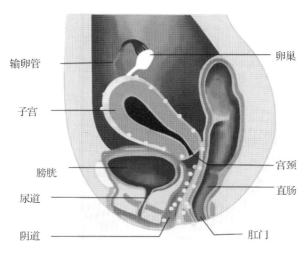

输卵管　　　　　　　　　　　　卵巢

子宫

膀胱　　　　　　　　　　　　宫颈

尿道　　　　　　　　　　　　直肠

阴道　　　　　　　　　　　　肛门

图 2-1-8　盆底三腔室示意图（彩图见附录）

1. 前腔室

前腔室包括耻骨后间隙、膀胱、尿道、阴道前壁。

膀胱是一个空心性的肌性器官，膀胱底内面的双侧输尿管开口与尿道内口之间形成膀胱三角区，尿道自尿道内口经耻骨后间隙向下延伸至尿道外口。膀胱颈是膀胱体与尿道的交界处。临床上一般用尿道内口中点来定位膀胱颈，观察膀胱颈的移动度。女性的正常控尿功能主要由膀胱、尿道、盆底肌肉群、结缔组织和神经系统之间复杂的相互作用完成。前盆腔出现的结构功能障碍主要是阴道前壁膨出、尿道膨出和膀胱膨出。

2. 中腔室

中腔室包括阴道穹窿和子宫。

子宫位于膀胱与直肠之间，子宫底位于膀胱的后上方，子宫颈保持在坐骨棘平面以上。阴道上端环绕子宫颈，下端开口于阴道前庭。子宫颈与阴道壁之间的环形腔隙称为阴道穹窿。中盆腔结构的功能障碍主要包括子宫或阴道穹窿脱垂、子宫直肠窝疝（小肠疝）。

3. 后腔室

后腔室包括阴道后壁、直肠与肛管。

直肠位于盆腔后部，长 12～15 cm，向上于第三骶椎平面接乙状结肠，向下穿过盆膈延续为肛管。肛管主要由括约肌、联合纵肌及肛提肌包绕，自内而外分别是黏膜层、黏膜下层、肛门内括约肌、联合纵肌层和肛门外括约肌层。

✳ 思考题

    1. 简述骨盆出口平面的结构。

    2. 简述盆底功能的"三水平"理论。

（柳舜兰、吴家祥）

✳ 第二节 分娩机制 ✳

    分娩是一种临床诊断，其特征是有规律的、伴随疼痛的子宫收缩，其频率和强度的增加与进行性宫颈口扩张有关。更具体地说，它与肌层收缩能力模式的变化有关，从不规则的"收缩"（长时间持续的低频率活动）到有规律的"收缩"（高强度、高频率活动）。值得注意的是，在没有宫颈变化的情况下，仅出现子宫收缩并不足以做出分娩启动的诊断。分娩前几天可出现血性黏液分泌物（俗称"见红"），但这不是诊断分娩启动的先决条件。在正常足月分娩中，以上因素之间为时间依赖关系：子宫颈结缔组织的变化通常先于子宫收缩，而子宫收缩又先于宫颈口扩张。胎膜通常在分娩过程中破裂，但是偶尔也会在临产前因羊水渗漏而破裂。

    目前，足月分娩启动被认为是由妊娠这一生理学过程对子宫肌层的抑制作用被消除而引起的事件，而不是由子宫刺激因子控制的主动过程。妊娠期间，子宫通过一系列抑制剂，如孕酮、前列环素、松弛素、一氧化氮、甲状旁腺激素相关肽、降钙素基因相关肽、肾上腺髓质素、血管活性肠肽等当中的一个或多个的综合作用，维持在功能静止状态。在分娩前，子宫经历了一个激活和刺激的过程。激活由一种或多种子宫激素（如雌激素）引起，随后一系列收缩相关蛋白（包括前列腺素和催产素的肌层受体）的表达增加，进而出现选择性离子通道的功能激活以及连接蛋白-43 的分泌增加。激活后，"被启动"的子宫可被宫内激素刺激（如催产素和前列腺素），直至产生收缩效应。值得注意的是，分娩启动的原因至今没有定论，也不能用单一机制来解释，目前认为分娩启动是多因素综合作用的结果。

    分娩机制（mechanism of labor）指胎儿先露部在通过产道时，为适应骨盆各平面的不同形态而被动地进行一系列适应性转动，以其最小径线通过产道的全过程，包括衔接、下降、俯屈、内旋转、仰伸、复位及外旋转、胎肩及胎儿娩出等动作，其中，下降贯穿分娩的全程，是胎儿娩出的首要条件（图 2-2-1）。虽然对分娩机制的各动作分别进行描述，但其过程实际上是连续的。

    （1）衔接（engagement）：胎头双顶径进入骨盆入口平面，颅骨的最低点接近或达到坐骨棘水平（S＝0），称为衔接。胎头呈半俯屈状态进入骨盆入口，以枕额径衔接。由于枕额径大于骨盆入口前后径，胎头矢状缝多在骨盆入口右斜径上。部分初产妇在预产期前1～2 周内衔接，经产妇多在临产后才衔接。

（2）下降（descent）：胎头沿骨盆轴前进的动作称为下降。下降贯穿分娩的全过程，并与其他动作同时进行。当宫缩时胎头下降，间歇时胎头又稍退缩，因此，胎头与骨盆之间的相互挤压也呈间歇性，这样对母婴均有利。初产妇因宫口扩张缓慢，软组织阻力大，所以胎头下降速度较经产妇慢。观察胎头下降程度是临床上判断产程进展的重要标志。

（3）俯屈（flexion）：当胎头继续下降至骨盆底时，处于半俯屈状态的胎头遇到肛提肌阻力，进一步俯屈，胎儿下颏更加接近胸部，使胎头衔接时的枕额径变为枕下前囟径，有利于胎头继续下降。

（4）内旋转（internal rotation）：当胎头下降至骨盆底遇到阻力时，胎头为适应前后径长、横径短的特点，枕部向母体中线方向旋转45°，达耻骨联合后方，使其矢状缝与中骨盆及骨盆出口前后径相一致的动作。胎头于第一产程末完成内旋转。枕先露时胎头枕部最低，遇到骨盆底肛提肌阻力，肛提肌收缩将胎头枕部推向阻力小、部位宽的前方。

（5）仰伸（extension）：当胎头完成内旋转后，俯屈的胎头即达到阴道口。宫缩与腹压迫使胎头下降，同时，肛提肌收缩又将胎头向前推进，两者的合力使胎头沿骨盆轴下段向下、向前的方向转为向上。当胎头枕骨下部达耻骨联合下缘时，即以耻骨弓为支点，胎头逐渐仰伸，胎头的顶、额、鼻、口、颏相继娩出。当胎头仰伸时，胎儿双肩径进入骨盆入口左斜径。

（6）复位及外旋转：胎头娩出时，胎儿双肩径沿骨盆入口左斜径下降，胎头娩出后，为使胎头与胎肩恢复正常解剖关系，胎头枕部向母体左外旋转45°，称为复位；胎肩在盆腔内继续下降，前肩向前、向母体中线旋转45°时，胎儿双肩径转成与骨盆出口前后径相一致的方向，胎儿枕部需向外继续向母体左外侧旋转45°，以保持胎头与胎肩的垂直关系，称为外旋转。

（7）胎肩及胎儿娩出：外旋转后，胎儿前肩在耻骨弓下先娩出，后肩从会阴体前缘娩出，胎体及下肢随之娩出，完成分娩全部过程。

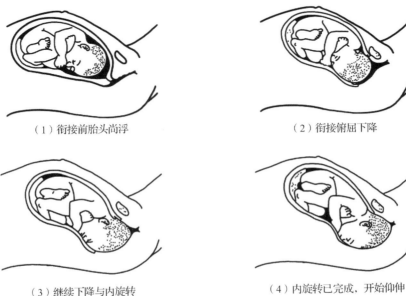

（1）衔接前胎头尚浮 　　　　　　　　　　　　（2）衔接俯屈下降

（3）继续下降与内旋转 　　　　　　　　　　　　（4）内旋转已完成，开始仰伸

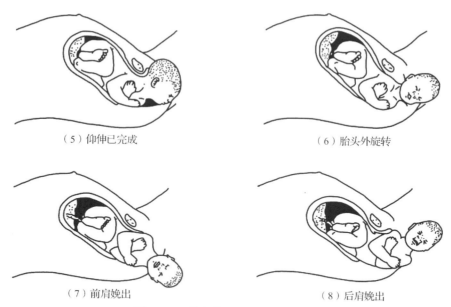

（5）仰伸已完成　　　　　　　　　　　　　（6）胎头外旋转

（7）前肩娩出　　　　　　　　　　　　　　（8）后肩娩出

图 2-2-1　枕左前位分娩机制示意图

❋ 思考题

详细陈述枕左前位的分娩机制。

（王霞丽）

❋第三节　产程与专家共识❋

虽然分娩是一个连续的过程,但在临床工作中将其分为三个阶段,以方便研究和协助临床管理。

一、第一产程

(一)定义

第一产程是指从分娩开始到宫颈完全扩张(10 cm)的阶段,分为潜伏期和活跃期。

潜伏期是指从规律宫缩至宫口扩张未达到 6 cm 的阶段。潜伏期延长的定义:初产妇＞20 h,经产妇＞14 h。在除外头盆不称及可疑胎儿窘迫的前提下,缓慢但有进展(宫口扩张和胎先露下降)的潜伏期延长不作为进行剖宫产术的指征。

活跃期是指从宫口扩张达 6 cm 至宫口开全的阶段。进入活跃期后(宫口扩张≥6 cm),宫口扩张<0.5 cm/h 为活跃期延长。活跃期停滞的诊断标准:破膜后,宫缩正常者超过 4 h 而宫颈无明显变化则可诊断为活跃期停滞;使用缩宫素且宫缩欠佳者超过 6 h 宫颈无明显变化则可诊断为活跃期停滞。活跃期停滞可作为进行剖宫产术的指征。

(二)临床表现

宫缩规律,宫口扩张,胎先露下降及胎膜破裂。

(三)产程观察及处理

在潜伏期,应根据具体情况进行相应的干预:宫口开大不足 3 cm 时,建议每 4 h 进行阴道检查以了解宫口扩张的情况;若潜伏期超过 8 h,应及时实施干预。宫口开大不足 3 cm 时的干预手段主要包括支持、镇静、镇痛、休息及静脉滴注缩宫素,不宜选择剖宫产术。宫口开大 3～6 cm 时,应每 2 h 进行阴道检查以了解宫口扩张情况,若无进展应及时进行干预,应选择人工破膜及缩宫素静脉滴注以促进产程进展。

对活跃期异常应积极处理,应每 2 h 进行检查,不可盲目等待至活跃期延长甚至停滞。若出现异常应首先进行阴道检查,如胎膜未破应人工破膜,破膜后观察 1～2 h;如宫缩不佳应考虑静脉滴注缩宫素。如果达到活跃期停滞的诊断标准,可考虑进行剖宫产术结束分娩。

第一产程进展缓慢或产程停滞时,重复的产时超声在评估胎头位置、胎方位、胎头下降时优于阴道触诊,且临产后的孕妇对超声检查的接受度也高于阴道触诊检查。经腹部或者经会阴超声能辨别导致第一产程停滞的一些原因,如胎先露异常或头盆不称等。

二、第二产程(胎儿娩出期)

(一)定义

第二产程是指从宫口开全至胎儿娩出的过程。

(二)临床表现

宫口近开全或开全后,胎头于宫缩时露出于阴道口,在宫缩间歇期又缩回阴道内,称为胎头拨露;胎头双顶径越过骨盆出口,宫缩间歇期时胎头不再回缩,称为胎头着冠。产程继续进展,胎头娩出,接着胎头复位及外旋转,随后前肩和后肩相继娩出,胎体也很快娩出,然后羊水随之涌出。对于初产妇,若未给予椎管内镇痛,这个过程超过 3 h 即可诊断为第二产程延长;若给予了椎管内镇痛,则这个过程超过 4 h 可诊断为第二产程延长。对于经产妇,若未给予椎管内镇痛,这个过程超过 2 h 可诊断为第二产程延长;若给予了椎管内镇痛,则这个过程超过 3 h 可诊断为第二产程延长。

(三)产程观察及处理

第二产程延长对母儿有潜在风险,应积极处理,不可等待至第二产程延长发生。处理手段包括静脉滴注缩宫素加强宫缩、手转胎位、产钳助产、胎头吸引助产等。产时超声有助于判断第二产程延长的孕妇最终应选择自然分娩、剖宫产或阴道手术助产。阴道手术助产前明确胎头位置非常重要,能够降低母儿并发症的发病率。胎头方向与胎头进展角度(angle of progression,AoP)是预测阴道助产成功的指标;产时超声判断胎儿胎头方向向上时,阴道手术助产操作更简单、成功率更高;AoP 为 120°是预测真空吸引助产简单且容易成功的截断值。胎头方向结合中线角度(midline angle,MLA)<45°或 AoP>120°是预测枕前位胎儿真空吸引助产分娩成功的超声指标。当胎头与会阴间距离(head-perineum distance,HPD)≤25 mm 时,助产时间较短;而阴道手术助产前测得的 HPD≥40 mm 与助产困难明显相关。

三、第三产程(胎盘娩出期)

(一)定义

第三产程是指从胎儿娩出至胎盘胎膜娩出,即胎盘剥离和娩出的全过程,需 5～15 min,不应超过 30 min。

(二)临床表现

胎儿娩出后,宫腔容积明显缩小,胎盘与子宫壁发生错位剥离,胎盘剥离面出血形成积血;子宫继续收缩,使胎盘完全剥离而娩出。胎盘剥离征象:①宫体变硬呈球形,胎盘剥离后降至子宫下段,下段被动扩张,宫体呈狭长形被推向上方,宫底升高达脐上;②阴道口外露的脐带段自行延长;③阴道少量流血;④用手掌尺侧在产妇耻骨联合上方轻压子宫下段,宫体上升而外露的脐带不再回缩,胎盘剥离后从阴道排出体外。

(三)产程观察及处理

第三产程的主要工作是处理新生儿、协助胎盘娩出、检查胎盘胎膜、检测软产道、预防产后出血、观察产后一般情况。若检查到胎盘母体面胎盘小叶有缺损、胎膜不完整,产时超声可及时辅助检查子宫内是否有胎盘残留,以便及早实施干预,预防产后出血。

❋ 思考题

产程的诊断标准是什么?

(王霞丽)

本章小结

　　本章主要介绍了正常分娩与产程的相关知识,包括会阴及骨盆与分娩有关的解剖理论知识及其在分娩中的意义、分娩机制及其产程与专家共识。

　　分娩的解剖学基础包括会阴、骨盆、盆底解剖;分娩机制包括衔接、下降、俯屈、内旋转、仰伸、复位及外旋转、胎肩及胎儿娩出等,其中,下降贯穿分娩全程。

　　虽然分娩是一个连续的过程,但在临床工作中将其分为三个阶段,即第一产程、第二产程和第三产程,以方便研究和协助临床管理。

　　本章还简要介绍了产时超声在第一产程、第二产程和第三产程的观察与管理中的应用,为后续章节的学习奠定基础。

参考文献

[1]谢幸,孔北华,段涛．妇产科学[M].北京:人民卫生出版社,2018:11-13.

[2]丁文龙．系统解剖学[M].3 版．北京:人民卫生出版社,2020:141-142.

[3]朱兰．女性盆底学[M].2 版．北京:人民卫生出版社,2014:5-32.

[4]党瑞山,张传森．人体局部解剖学实物图谱[M].上海:第二军医大学出版社,2011: 124-154.

[5]张新玲．实用盆底超声诊断学[M].北京:人民卫生出版社,2019:17-24.

[6]谢幸,孔北华．妇产科学[M].北京:人民卫生出版社,2018:168-169.

[7]刘洪莉,张兰,漆洪波．国际妇产科超声学会指南解读:产时超声[J].中国实用妇科与产科杂志,2019,35(2):206-209.

[8]LIAO J B,BUHIMSCHI C S,NORWITZ E R. Normal labor:mechanism and duration[J]. Obstet Gynecol Clin North Am,2005,32(2):145-164.

[9]谢幸,孔北华,段涛．妇产科学[M].北京:人民卫生出版社,2018:185-189.

[10]HUTCHISON J,MAHDY H,HUTCHISON J. Stages of Labor [J/OL]. Treasure Island(FL):StatPearls Publishing,2022:4-6.

第三章 | 产时超声

本章主要内容包括运用超声评估胎先露、胎方位，胎儿分娩过程的可视化，运用产时超声指标预测分娩方式，以及运用超声评估妊娠相关的盆腹壁改变。

❋ 第一节 胎姿势、胎产式、胎先露、胎方位的超声检测 ❋

28 孕周以前，胎儿较小，羊水相对较多，宫内活动空间较大，所以胎儿的位置常不固定；在 32 孕周后，胎儿生长迅速，羊水相对减少，宫内的活动范围小，所以胎儿的姿势和位置相对恒定。因此，一般在 32 孕周之后确定胎姿势、胎产式、胎先露和胎方位。

一、胎姿势

胎儿在子宫内的姿势称为胎姿势。正常胎姿势为胎俯屈，颏部贴近胸壁，脊柱略前弯，四肢屈曲交叉于胸腹前，整个胎体呈头端小、臀端大的椭圆形。此时，整个胎儿表面积最小，有利于分娩。

二、胎产式

胎体纵轴与母体纵轴的关系称为胎产式。两纵轴平行者称为纵产式，占足月妊娠分娩总数的 99％以上；两纵轴垂直者称为横产式，在足月分娩总数中不足 1％；两纵轴交叉者称为斜产式，属暂时性。在分娩过程中，大多为纵产式，偶尔为横产式。孕晚期临产时超声检查应查明是头位、臀位还是横位（图 3-1-1）。

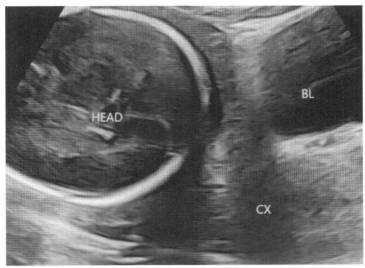

（a）头位

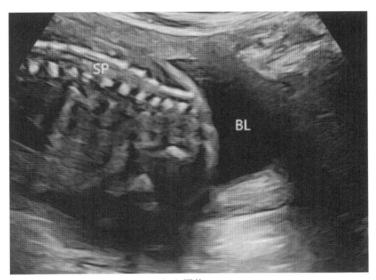

（b）臀位

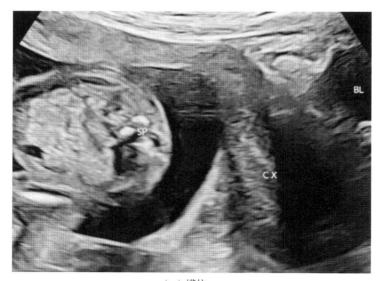

（c）横位

注：HEAD—胎头；BL—膀胱；CX—宫颈；SP—脊柱

图 3-1-1　胎儿产式声像图

三、胎先露

最先进入骨盆入口的胎儿部分称为胎先露。纵产式有头先露和臀先露，横产式为肩先露。头先露根据胎头屈伸程度分为枕先露、前囟先露、额先露及面先露。孕晚期临产时，胎头入盆后可通过经腹超声测量枕脊角度（详见本章第三节），以及经会阴超声检查对面部进行确认（图 3-1-2）。一般来说，额先露及面先露时，枕脊角度小于90°，经会阴超声可显示一些颜面特征，若仍无法明确，亦可经阴道超声检查明确何种头先露。臀先露分为混合臀先露、单臀先露、单足先露、双足先露。根据经腹超声得到的足和骶骨、尾骨的声像图特点，很容易辨认臀先露。横产式时最先进入骨盆的是胎儿肩部，为肩先露。偶尔有胎儿头先露或臀先露与胎手或胎足同时入盆者，称为复合先露。此外，还可发生脐带、血管先露，尤其是胎盘形态、位置、大小异常时更易发生，这些都需要引起注意。

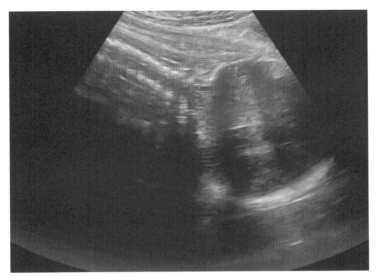

（a）经腹超声显示胎头枕部与脊柱夹角

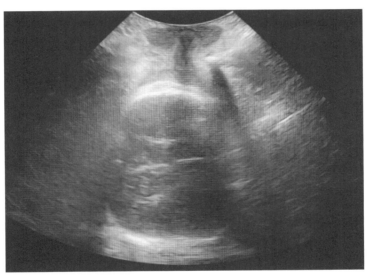

（b）经会阴超声横切显示胎头而非胎儿颜面

图 3-1-2 胎儿枕先露声像图

孕晚期可以进行经腹部或经会阴超声检查，通过骨性标志，如颅骨和脊柱、肩胛骨、骶骨和尾骨及下颌骨额隆突来确认枕先露、肩先露、臀先露还是面先露（图 3-1-3）；通过手和足的形态特征来确认手先露或足先露（图 3-1-4）；通过枕脊角度、面部下颌骨和眼球的朝向来辨别是枕先露、前囟先露、额先露还是面先露；通过彩色多普勒确认脐带先露和血管先露（图 3-1-5）。

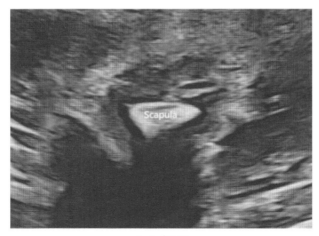

（a）肩胛骨

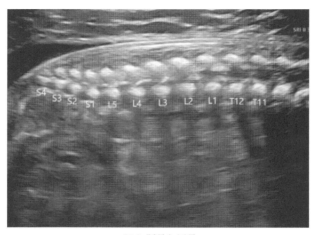

（b）骶骨与尾骨

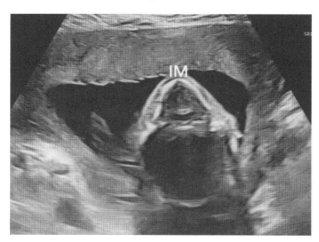

（c）下颌骨

注：Scapula 为肩胛骨；S1—S4 为骶椎；L1—L5 为腰椎；T11—T12 为胸椎；IM 为下颌骨

图 3-1-3 肩胛骨、骶骨与尾骨和下颌骨的超声表现

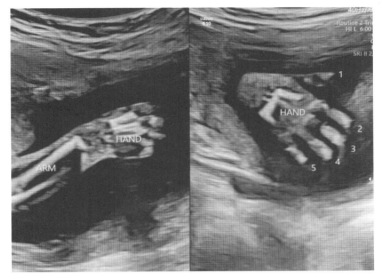

（a）手

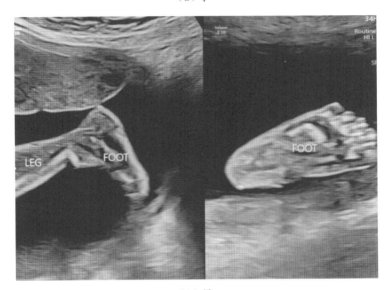

（b）足

注：HAND—手；ARM—前臂；LEG—小腿；FOOT—足

图 3-1-4 手和足的超声表现

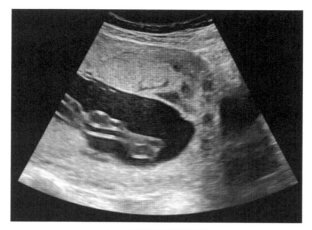

（a）二维显示脐带先露

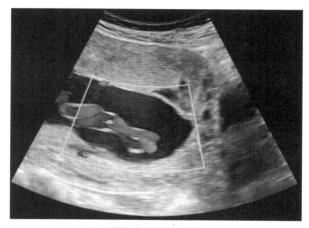

（b）彩色多普勒显示脐带血流

图 3-1-5　脐带先露声像图(彩图见附录)

四、胎方位

　　胎儿先露部位的指示点与母体骨盆的关系称为胎方位(fetal position)。枕先露以枕骨枕外隆突为指示点;面先露以下颌骨颏隆突为指示点;臀先露以骶骨和尾骨为指示点;肩先露以肩胛骨为指示点。根据指示点与母体骨盆入口左、右、前、后、横的关系而有不同的胎方位。头先露、臀先露有 6 种胎方位,而肩先露有 4 种胎方位(表 3-1-1)。例如枕先露,胎头枕骨隆突位于母体骨盆的左前方,应为枕左前位,其余依次类推。临床上常通过钟表面法来描述胎方位(图 3-1-6)。

表 3-1-1　胎产式、胎先露及胎方位的种类及关系

纵产式	头先露	枕先露	枕左前（LOA）	枕左横（LOT）	枕左后（LOP）
			枕右前（ROA）	枕右横（ROT）	枕右后（ROP）
		面先露	颏左前（LMA）	颏左横（LMT）	颏左后（LMP）
			颏右前（RMA）	颏右前（RMT）	颏右后（RMP）
	臀先露		骶左前（LSA）	骶左横（LST）	骶左后（LSP）
			骶右前（RSA）	骶右横（RST）	骶右后（RSP）
横产式	肩先露		肩左前（LScA）	肩左后（LScP）	
			肩右前（RScA）	肩右后（RScP）	

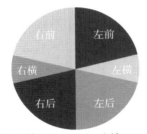
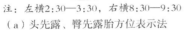
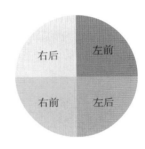

注：左横2:30—3:30，右横8:30—9:30

（a）头先露、臀先露胎方位表示法　　　（b）肩先露胎方位表示法

图 3-1-6　头先露、臀先露、肩先露之胎方位表示法

❋ 思考题

1. 什么是胎姿势、胎产式、胎先露、胎方位？
2. 什么是复合先露？
3. 超声胎先露如何表示？

（吕国荣）

❋ 第二节　与妊娠相关的盆腹壁超声 ❋

近年来，随着对女性产后整体康复意识的提高，产后盆底功能障碍性疾病越来越受到临床的关注；与此同时，与女性妊娠密切相关的盆腹壁损伤也不容忽视，主要包括腹直肌分离（diastasis recti abdominis，DRA）和耻骨联合分离（pubic symphysis diastasis，PSD）。

一、概述

腹直肌是腹前壁的一对肌肉,呈束状,起于胸骨剑突和第 5 至第 7 肋软骨前面,止于耻骨联合和耻骨嵴,位于腹横肌、腹内斜肌、腹外斜肌腱膜组成的腹直肌鞘内,全长被 3 条或 4 条横行的腱划分成几个肌腹,左右腹直肌紧贴在一起,两侧腹直肌鞘在中线处交汇形成白线。腹直肌具有支持和保护腹腔脏器,维持腹腔内压稳定的作用。而白线作为腹部肌肉的前部锚定点,其变形会影响肌肉力量在腹部的传递。DRA 是指左右腹直肌沿腹白线从中线向两侧分开,出现腹壁缺损的表现。妊娠期间,胎儿逐渐长大撑起腹壁,再加上体内激素的作用,使腹白线逐渐松弛,连接力量下降,导致腹壁张力很快超过腹白线的弹性极限,左右两侧的腹直肌被迫分开,形成 DRA。DRA 的发生率在孕中晚期为 27% ～ 100%;分娩后早期为 35% ～ 60%;在不进行任何干预的情况下,产后 6 个月 DRA 的发生率达 35% ～ 39%。可能的危险因素包括高龄、巨大儿、多产次、双胎、剖宫产、肥胖等。通常在孕妇和产后妇女中评估腹直肌间距(inter-recti distance,IRD),以检查腹壁的完整性和评估腹肌通过白线传递收缩力的能力。IRD 的测量对评估 DRA 至关重要。

PSD 是指骨盆前方两侧耻骨纤维软骨联合处发生微小的错移,表现为耻骨联合间距增宽或者上下错动的软组织损伤,可引起局部疼痛、下肢抬举困难等功能障碍。耻骨联合是由两侧耻骨联合面借纤维软骨构成的耻骨间盘,上下均由韧带加强。女性的耻骨联合间隙一般为 4～6 mm,软骨间隙一部分由胶原蛋白构成,具有弹性,使软骨附着的关节更具缓冲性和可变性。怀孕后,随着激素水平的改变,这个间隙可增宽 2～3 mm,轻度的间隙增宽有利于胎儿的顺利娩出,产后大多可以缓解。但是,仍有部分女性会出现耻骨联合分离过宽,导致耻骨关节潜在的不稳定,引起相应的临床症状,称为耻骨联合分离症。PSD 发病率为 1/30000～1/300,但其可能被低估。耻骨联合关节的病理性薄弱是 PSD 的根本原因,其他病因包括妊娠期孕酮水平升高、松弛素的作用、创伤性产钳、第二产程胎头快速下降、头盆不称、多胎、巨大儿、胎位不正、生产时长时间截石位等也会使关节发生松弛。临床表现为耻骨联合区域疼痛,在负重、登高、远行时加重;行走时重心移动缓慢,影响步行速度,步态呈鸭步;部分患者会出现腰背部、腹股沟区疼痛。

DRA 和 PSD 可发生于妊娠、分娩及产后的各个阶段。与产后盆底损伤、尿失禁、子宫复旧不良、泌乳异常等一样,妊娠相关的盆腹壁损伤也是产后整体康复的重要内容,及早诊治有利于产后妇女的身心康复及生活质量的提高。

二、超声表现

DRA 的超声表现为左、右腹直肌向两侧分开,IRD 超过正常宽度(图 3-2-1)。同时,观察左、右腹直肌是否对称、白线是否完整、是否有疝(图 3-2-2)形成。DRA 的诊断参考张新玲教授研究中心得出的超声诊断标准:脐上 3 cm 处 IRD 大于 14 mm,脐部 IRD 大于 20 mm 或脐下 3 cm 处 IRD 大于 2 mm,可以诊断为腹直肌分离。腹直肌分离分为脐上分离型、脐部分离型、脐下分离型、脐部及脐上分离型、脐部及脐下分离型和全分离型。超声是诊断 DRA 的金标准,但目前标准还没有统一,在开展超声检查前,应充分和临床进行沟通,采用统一的标准。

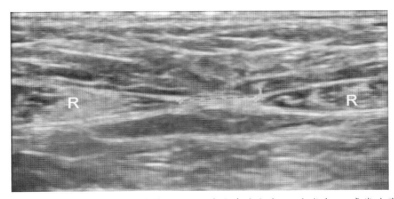

注:腹直肌间距是腹直肌内侧之间的直线距离,测量时跨过白线;R 为腹直肌;虚线为腹直肌间距

图 3-2-1　腹直肌间距测量示例图

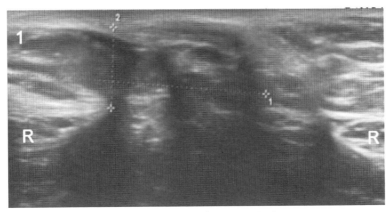

注:疝内容物为腹膜前脂肪(游标所示)

图 3-2-2　白线疝

　　PSD 的超声表现为耻骨联合间距≥10 mm(图 3-2-3),也可表现为耻骨联合左右错合,声像图中可见两侧耻骨左右错合,呈阶梯样改变。耻骨联合分离症的超声诊断依据:临床症状持续存在;声像图表现为耻骨联合宽度平均值≥10 mm;左右错合差度≥5 mm。

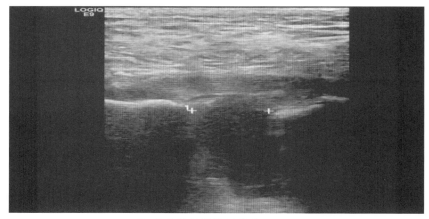

注：两个游标间的距离为 14 mm

图 3-2-3　耻骨联合分离

三、临床意义

超声是诊断 IRD、PSD 的理想的、无创的检查方法，超声检查能实现实时动态观察和床旁检查，能提供更准确的测量数据，其敏感性、准确性均较高，对恢复过程能进行准确判断，从而更好地帮助临床诊断，更精确地进行对症治疗及帮助后续治疗的选择，实现从产前诊断预判到产后康复治疗监测的一站式评估，为 DRA、PSD 的评估和治疗提供明确的依据。

❋ 思考题

1. 如何运用超声评估腹直肌分离及其诊断标准？
2. 如何运用超声评估耻骨联合分离及其诊断标准？

（郑新颖）

❋第三节　产时超声与专家共识❋

临床产程停滞的诊断、干预产程的时间和处理方法主要依据宫口扩张的大小与时间、阴道触诊胎头的位置及胎方位而定。研究显示，通过临床触诊判断胎头位置及胎方位往往比较主观且准确率不高。

国际妇产科超声学会（International Society of Ultrasound in Obstetrics and

Gynecology,ISUOG)指南通过回顾关于产时超声技术的研究,发现产时超声判断胎头位置、胎方位及预测产程停滞比临床触诊客观且具有更高的准确性及可重复性,并且能够在一定程度上预测阴道分娩的结局。

一、产时超声检测方法及指标

产时超声主要采用的是经腹或经会阴超声,并根据检查目的确定超声指标。产房内需配备能够快速启动及具有较长储电功能电池的超声设备,还有最适合产房的宽频、低频率(<4 MHz)的探头。

(一)评估胎方位的方法

超声评估胎方位的最佳方法是采用经腹部超声的横切面和矢状切面。

进行经腹部超声检查时,将探头横向放置于孕妇的腹部上,并在同一平面获得胎儿的正中矢状切面,确定胎儿脊柱的位置,然后下移超声探头至孕妇耻骨联合处观察胎方位。超声主要通过一些胎儿标志判断胎方位,枕后位的标志是两个眼眶,枕横位的标志是脑中线回声,枕前位的标志是枕部及脊柱回声。当胎头位置较低时,需结合会阴超声判断胎方位,如图 3-3-1 所示。

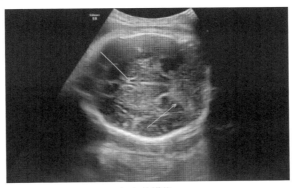

（a）枕横位

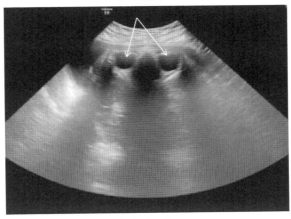

（b）枕后位

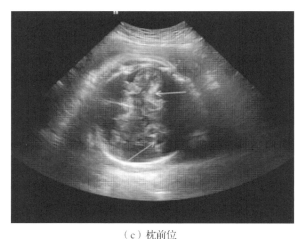

（c）枕前位

注：橙色箭头表示小脑；绿色箭头表示脑中线；白色箭头表示眼眶

图 3-3-1　产时超声判断胎方位相关声像图（彩图见附录）

（二）评估胎头位置的方法

评估胎头位置主要采用经会阴超声的正中矢状切面，以耻骨联合为标志或参考点，测量胎头进展角度（angle of progression，AoP）、胎头朝向（fetal head direction）、超声测量胎头位置（sonographic head station）、胎头耻骨联合间的距离（head-symphysis distance，HSD）、胎头会阴距离（head-perineum distance，HPD）、中线角度（midline angle，MLA）等多个指标。

1. 临床评估胎头位置的方法

通过阴道检查可触及坐骨棘，判断胎儿颅骨最低点与坐骨棘平面的关系。胎头颅骨最低点：平坐骨棘时，以"0"表示；在棘上 1 cm 时，以"－1"表示；在棘下 1 cm 时，以"＋1"表示；其余依次类推。

2. 产时超声评估胎头位置的方法

在运用会阴超声测量胎头位置前，孕妇应排空膀胱并取截石位，然后将探头放置于大阴唇系带水平处，在正中矢状切面显示耻骨联合和胎儿颅骨并进行相关超声指标的测量。

（1）胎头进展角度（AoP）：经耻骨联合长轴的线与经耻骨联合下缘及胎儿颅骨最远处的切线所呈的夹角（图 3-3-2）。多项研究表明，AoP 在评估胎头位置下降时具有较高的准确性和可重复性；AoP 与经会阴超声测量胎头的位置具有一定的关系，即胎头 0 位时相当于 AoP 116°（表 3-3-1）。

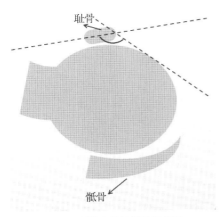

（a）AoP测量方法的简单示意图

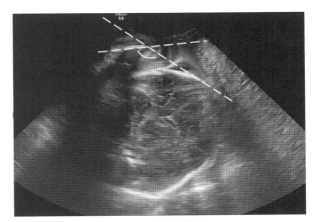

（b）实际的测量图

图 3-3-2　AoP 测量方法示意图

表 3-3-1　胎头进展角（AoP）与超声测量胎头距离的转换

AoP/°	胎头位置/cm	AoP/°	胎头位置/cm
84	−3.0	132	+1.5
90	−2.5	138	+2.0
95	−2.0	143	+2.5
100	−1.5	148	+3.0
106	−1.0	154	+3.5
111	−0.5	159	+4.0
116	−0.0	164	+4.5
122	+0.5	170	+5.0
127	+1.0		

注：引自 GHI T，EGGEBO T，LEES C，et al. ISUOG Practice Guidelines：intrapartum ultrasound [J]. Ultrasound Obstet Gynecol，2018，52(1)：128-139.

（2）胎头朝向（fetal head direction）：一个评估胎头位置的间接指标，是经会阴超声正中矢状切面测量得到的胎儿头部最长的轴线与耻骨联合长轴形成的夹角（图 3-3-3），分为方向向下（小于 0°）、水平方向（0°～30°）、方向向上（大于 30°）。当胎头降至盆底时，比较容易识别胎头朝向的变化，整个产程中胎头朝向的变化是"向下—水平—向上"。若阴道手术助产前胎头朝向为向上，则助产更容易操作且成功率较高。

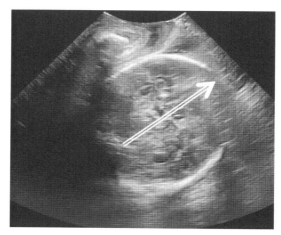

图 3-3-3 胎头朝向为向上

（3）超声测量胎头位置：测量需要两条参考线，如图 3-3-4 所示：①胎儿头部最长的轴线（红色线）；②坐骨棘水平线（蓝色线）——先经耻骨联合后下缘做一条垂直耻骨联合长轴的参考线，再于其下方 3 cm 处做一条与之相平行的参考线，此即坐骨棘水平线。测量方法：沿着胎头长轴（红色线）测量从胎头最低点至①②两条参考线交点之间的距离（橙色双箭头）。

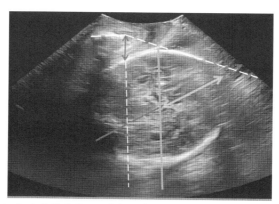

注：红色为参考线①，深蓝色为参考线②，橙色线为胎头位置。

图 3-3-4 超声测量胎头位置（彩图见附录）

虽然使用超声测量胎头位置比较复杂，但该指标考虑了产道的弯曲弧度，且与易测量的胎头进展角（AoP）呈线性相关[胎头位置（cm）＝AoP（°）×0.0937－10.911]，必要时可通过测量 AoP 来进行转换。

（4）胎头耻骨联合间的距离（HSD）：耻骨联合后下缘与胎儿颅骨之间的距离，是判断胎头下降的一个间接指标（图 3-3-5）。HSD 主要用于枕前位的胎儿，且与触诊的胎头位置呈线性负相关，随着胎头向骨盆底下降而逐渐变短。HSD 与其他判断胎头位置的指标具有一定的相关性，与 HPD 呈正相关，与 AoP 呈负相关。

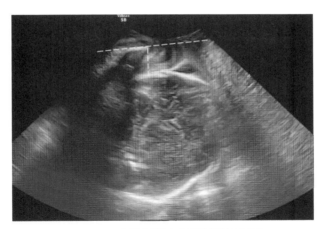

图 3-3-5　头耻骨联合距离测量示意图

（5）胎头会阴距离（HPD）：经会阴横切面下，探头置于两侧大阴唇之间，测量胎儿颅骨强回声与会阴间的最短距离（图 3-3-6）；指示了胎儿尚需通过的产道距离；测量简单，但没有考虑产道的弯曲弧度，因而无法直接与临床胎头位置相对应。

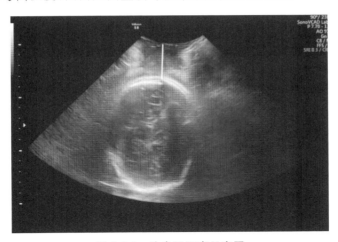

图 3-3-6　头会阴距离示意图

（6）中线角度（MLA）：经会阴超声的横向切面上显示了胎儿的脑中线，脑中线与骨盆前后轴形成的夹角即 MLA。MLA 与胎头位置具有一定的关系。研究显示，排除了枕后位的胎儿，当 MLA≥45°时，胎头位置≤+2；当 MLA＜45°时，胎头位置≥+3（反映胎头内旋转的情况），如图 3-3-7 所示。

耻骨

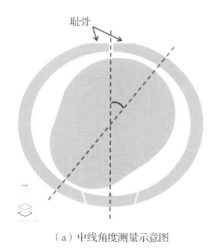
（a）中线角度测量示意图

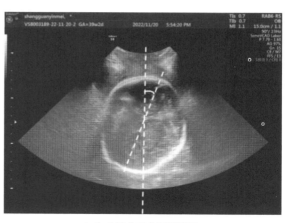
（b）中线角度实际测量图

图 3-3-7　中线角度测量示意图

（7）产程进展距离（progression distance，PD）：由于该距离的测量比较复杂（图 3-3-8），且没有考虑到产道弯曲弧度，因此优先选择测量更加简便、更具临床意义的胎头进展角（AoP）。

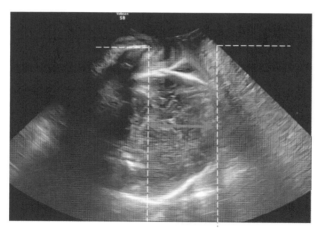

图 3-3-8　产程进展距离示意图（彩图见附录）

（8）枕脊角度（occiput-spine angle，OSA）：胎儿脊柱与胎头枕骨切线之间的夹角，反映了分娩过程中胎头的俯屈程度（图 3-3-9）。

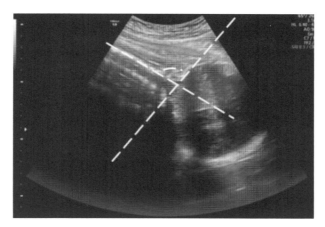

图 3-3-9　枕脊角度示意图

二、产时超声专家共识

(一)超声在产时的作用

产时超声主要用于判断胎方位、胎头位置及胎姿势,它只是产时的一种辅助检查方法。

1. 评估胎方位

产时超声评估胎方位的准确率较临床触诊高,临床医师是否有经验在触诊的准确率上没有明显的差别。

一般临床上是通过触诊胎儿的矢状缝及前后囟判断胎方位,但通过产时超声评估触诊胎方位的准确性的研究发现,触诊比较主观且准确性相对较低,且医生是否有经验在触诊的准确率上差异无统计学意义。当采用产时超声检查为诊断标准时,发现触诊的错误率高达 20%～70%。产时准确了解胎方位非常重要,研究显示对于枕后位、枕横位或头盆不称等需要临床干预处理时,触诊评估的准确率往往较低,且胎方位异常或者头盆不称是剖宫产及母儿发病率的高危因素。阴道手术助产前也需要准确判断胎方位,否则会增加母儿损伤及阴道助产失败的风险。

2. 评估胎头位置

阴道触诊确定胎头位置具有一定的主观性,而产时超声对胎头位置的判断比较客观并且准确率相对较高。

胎头位置是指胎头相对于母体坐骨棘平面的高度(非头位不参考这些指南)。一项给胎儿头部放置分娩模拟器判断胎头位置与医生触诊判断胎头位置进行比较的研究发现:医生触诊胎头位置时具有一定的主观性,导致胎头位置判断错误,在临床实践中,这种错误的判断可能会对分娩处理不利。所以,客观的判断胎头位置显得尤为重要,产时可采用超声进行辅助判断,最好采用经会阴超声的横切面或正中矢状切面。

3. 评估胎头下降(进展)及胎头姿势

第一产程或第二产程进展缓慢或产程停滞时,重复的产时超声在评估胎头下降方面优于阴道触诊。

产时超声对胎头位置及胎方位的判断比较客观和准确,可以联合使用多个超声指标,当产程进展缓慢或者产程停滞时,多次重复的测量可以提高准确率,且临产后的孕妇对超声检查的接受度也高于阴道触诊检查。胎头姿势是指胎儿头与脊柱的关系,可以通过超声测量头与脊柱之间的角度来判断胎头姿势,还有助于直观地判断胎先露异常。

(二)产时超声检查的适应证

ISUOG 指南指出,低危孕妇常规使用产时超声确定胎头位置没有明显意义,且会增加剖宫产的风险。产时超声测量胎头位置比触诊准确且较重复性较好,但研究并没有证明其可以改善分娩处理方式。但是,产时超声确定胎头位置较触诊更加准确,且孕妇更容易接受。所以,在以下情况产时超声可以与临床触诊联合使用。

1. 第一产程进展缓慢或者产程停滞

初产妇第一产程延长或停滞时,通过 HPD 和 AoP 确定胎头位置较触诊更加准确。经腹部或经会阴超声能辨别导致产程停滞的某些原因,如胎先露异常或者头盆不称等。一项纳入 150 例孕妇的多中心研究显示,当 HPD<40 mm 时剖宫产率为 7%,HPD>50 mm 时剖宫产率高达 82%;当 AoP>110°时剖宫产率为 12%,当 AoP<100°时剖宫产率高达 62%。此时,产时超声的使用可以在一定程度上指导临床对产程的管理。

2. 第二产程进展缓慢或产程停滞

超声有时能够预测第二产程延长的孕妇最终应选择自然分娩、剖宫产或阴道手术助产。一项纳入 62 例第二产程延长孕妇的研究发现,胎儿胎头朝向与分娩方式有一定的相关性,其中,阴道分娩与胎头朝向为向上的关联性更大,当胎头朝向为向上时,阴道手术助产操作更简单,且成功率更高。

3. 阴道手术助产前明确胎头位置和胎先露下降程度

在进行阴道手术助产前通过超声确定胎头位置较触诊的准确性高,且两者的母儿发病率与不良结局的发生率不存在差异性。在进行阴道手术助产前明确胎头位置是非常重要的,能够降低母儿发病率。胎头朝向与 AoP 是预测阴道助产成功的指标;当胎头朝向为向上时行阴道助产手术成功率更高。研究发现,AoP 为 120°是预测真空吸引助产操作简单且容易成功的截断值,而助产失败与 AoP 较小有关。对非枕前位胎儿进行产钳分娩的研究发现,AoP 夹角越小,手术失败的风险越高。胎头朝向结合 MLA<45°或 AoP>120°是预测枕前位胎儿真空吸引助产分娩成功的超声指标。对第二产程进展缓慢情况下胎头位置与真空助产时间关系的研究发现,当 HPD≤25 mm 时,助产时间较短。对在阴道手术助产前测量 HPD 的研究发现,HPD≥40 mm 与助产困难明显相关,且超声测量的HPD 对阴道手术助产困难的预测较阴道触诊更加准确。

4. 客观评估胎先露异常

产时超声的可视化优势,有助于更加客观地评估是否存在胎先露异常。胎先露异常或者头盆不称占产程停滞后行剖宫产的 1/3,是梗阻性分娩的主要原因。产时超声在诊断胎先露异常时的准确率较高。近年来,一些相关研究也支持产时超声诊断胎先露异常的准确性更高,但目前临床上主要还是依据产时阴道触诊来诊断胎先露异常。

三、案例分析

(一)典型案例

【案例一】

停经 39＋3 周,28 岁,初产妇,胎位 LOA。

于第一产程产时超声每 2 h 测量胎头下降位置 AoP 及 HPD,产程中见 AoP 较小且增大较慢,胎头较高且下降缓慢,HPD 距离长且缩短慢,胎头位置高且下降缓慢,中线角度显示不清(图 3-3-10)。根据指南建议行剖宫产。结局:剖宫产。

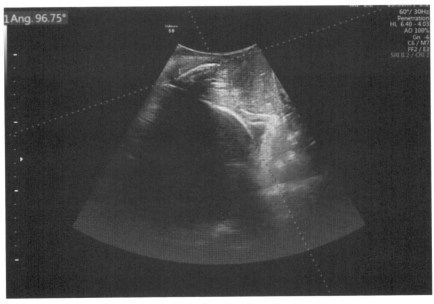

(a)AoP＝96°

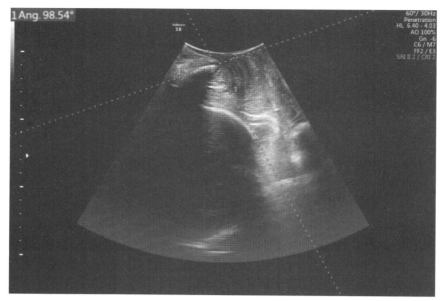

（b）AoP = 98°

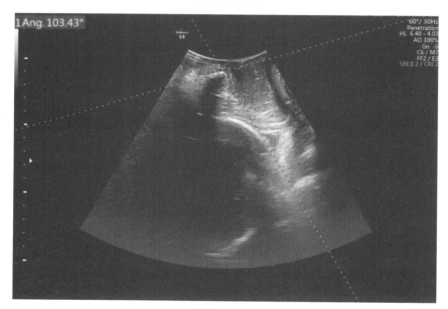

（c）AoP = 103°

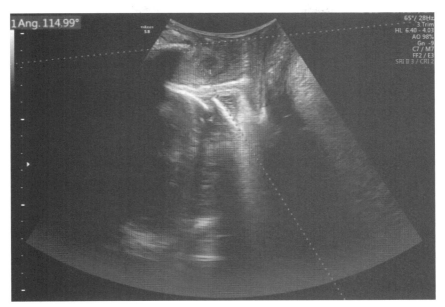

（d）AoP = 114°

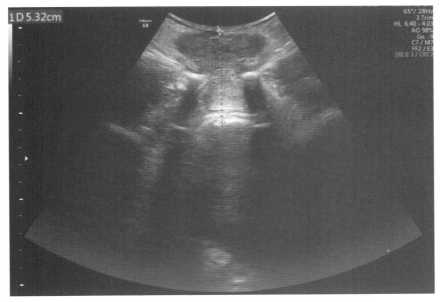

（e）HPD = 53 mm

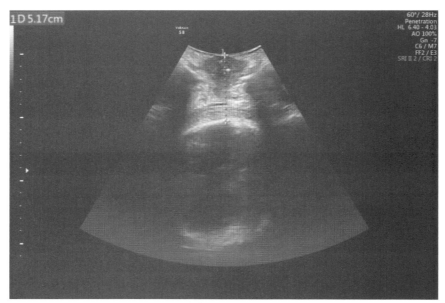

（f）HPD = 52 mm

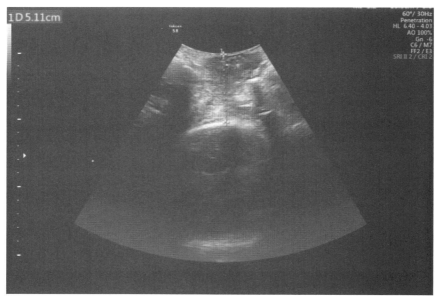

（g）HPD = 51 mm

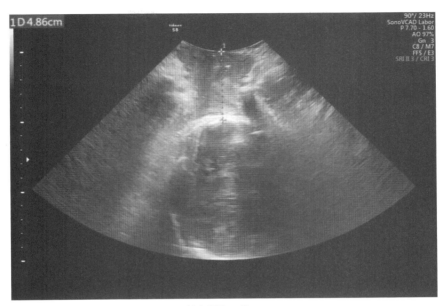

（h）HPD = 49 mm

图 3-3-10 案例一

【案例二】

停经 39 周，29 岁，初产妇，胎位 OA。

潜伏期及活跃期产时超声测量胎头下降位置，产程中见 AoP 增大，HPD 缩短，胎儿俯屈好，内旋转好（图 3-3-11）。根据指南建议行经阴道顺娩。结局：经阴道顺娩。

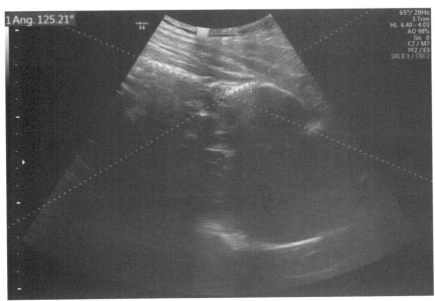

（a）OSA = 125°

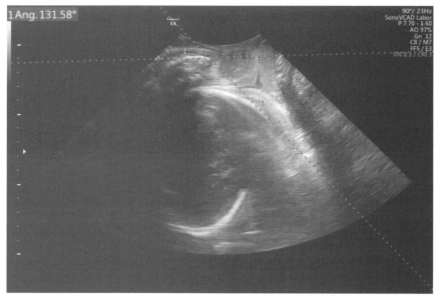

（b）AoP＝131°

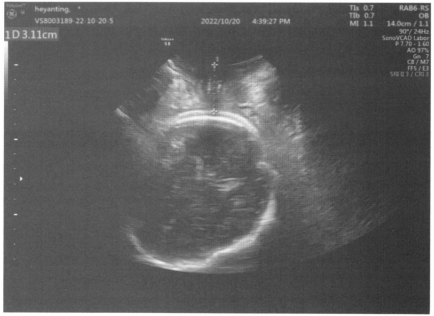

（c）HPD＝31 mm

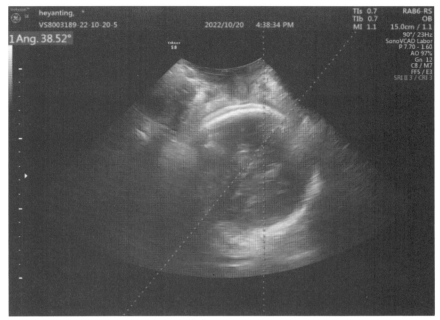

（d）MLA＝38°

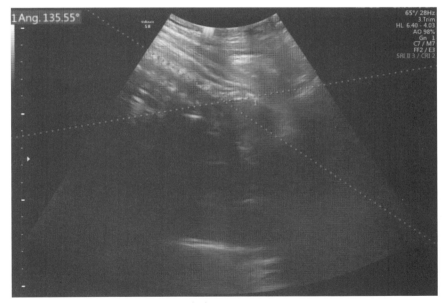

（e）OSA＝135°

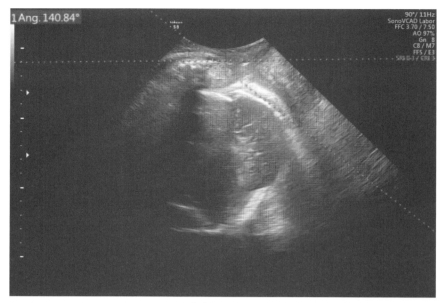

（f）AoP＝141°

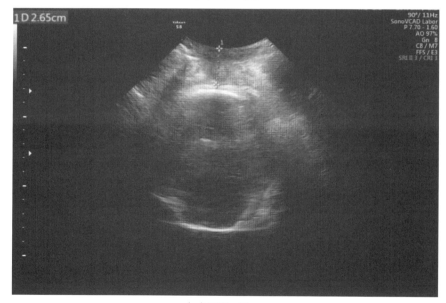

（g）HPD＝26 mm

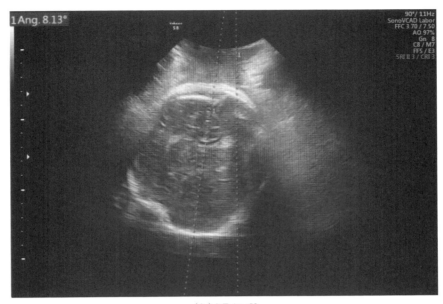

（h）MLA＝8°

图 3-3-11　案例二

【案例三】

停经 39＋3 周,28 岁,初产妇,胎位 LOA。

潜伏期及活跃期产时超声测量胎头下降位置,产程中见 AoP 增大,HPD 缩短,胎儿俯屈好,内旋转好(图 3-3-12)。临床诊断:第二产程延长;根据指南建议予产钳助娩。结局:产钳助产。

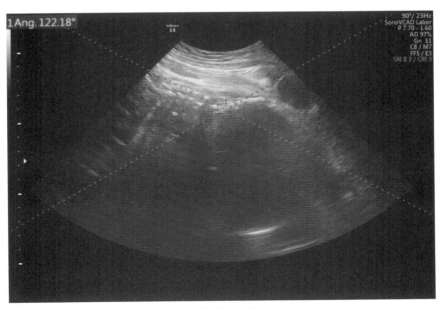

（a）OSA＝122°

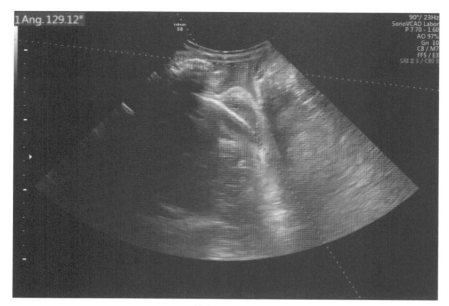

（b）AoP＝129°

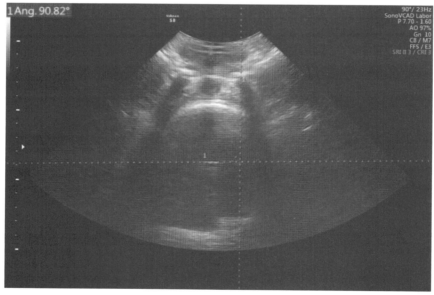

（c）MLA＝91°

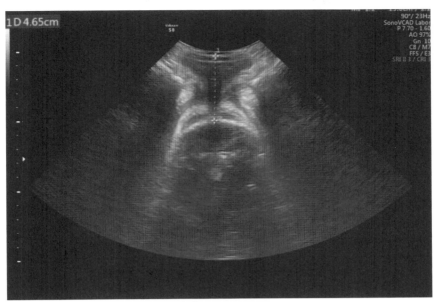

（d）HDP＝46 mm

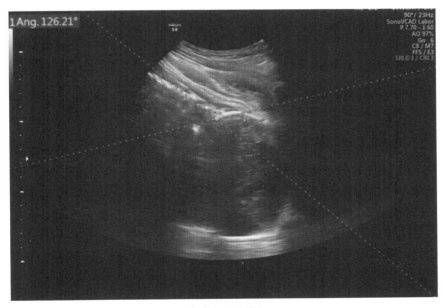

（e）OSA＝126°

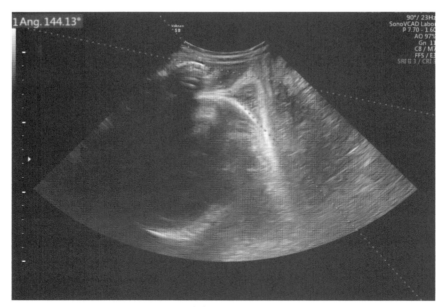

（f）AoP＝144°

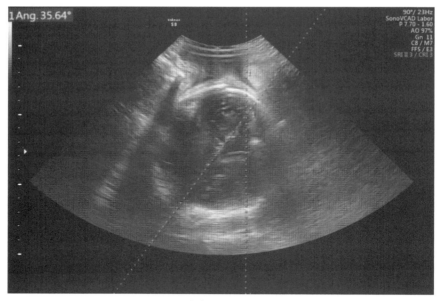

（g）MLA＝35°

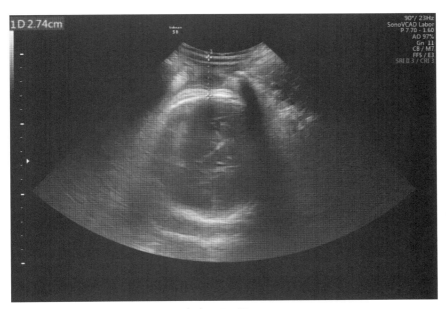

（h）HPD＝27 mm

图 3-3-12　案例三

(二)展望

1. 加强培训

为了达到分娩可视化,需加强对助产士和产科医师的产时超声培训,并且把产时超声纳入妇产科医师的规范化培训内容,将产时超声作为常规的可视化分娩监测手段。

2. 产时超声人工智能的应用

超声医师须与工科研究人员配合,抓紧产时超声智能化测量的研究,以便使其在产科临床中得到更好的推广使用。

❋ 思考题

1. 超声评估胎头位置的方法有哪些?
2. 分娩过程中产时超声检查有哪些适应证?
3. 产时超声评估分娩有哪些作用?

（黄春霞、章玉霞、吕国荣）

❊第四节 产时超声与分娩方式的预测❊

一、常用指标及其研究结果

产时紧急剖宫产与择期剖宫产相比,预后较差,尤其是在阴道试产失败、发生产程延长或产程停滞时;同时,产妇也会承受更大的身体疼痛和心理压力。通过产时超声能判断胎方位、胎先露、胎头位置和胎头朝向等,有助于在发生产程延长、产程停滞之前预测出分娩方式,从而有望改善围产期结局。根据目前的研究报道,常用的产时超声预测指标如下所示。

(一)胎头进展角度(AoP)

对于足月初产妇,临产前 AoP 较小与剖宫产风险增高相关。Nassr 等的一项 Meta 分析表明,对于单胎、足月、头位分娩的女性,在宫口开全而产妇尚未开始用力时,使用经会阴超声测量 AoP 可以预测分娩方式。AoP 108°～119°,预测自然经阴道分娩失败敏感性最高(94%);AoP 141°～153°,预测自然经阴道分娩失败特异性最高(82%),如表 3-4-1 所示。

表 3-4-1 所纳入研究中 AoP 截断值的诊断准确性

AoP 截断值	敏感性	特异性	阳性似然比	阴性似然比	诊断优势比
108°～119°	94% (95%CI, 88～97%)	47% (95%CI, 18～78%)	1.8 (95%CI, 1～3.3)	0.13 (95%CI, 0.07～0.22)	14 (95%CI, 5～40)
120°～140°	81% (95%CI, 70～89%)	73% (95%CI, 57～85%)	3.00 (95%CI, 2～4.7)	0.26 (95%CI, 0.18～0.38)	12 (95%CI, 7～19)
141°～153°	66% (95%CI, 56～74%)	82% (95%CI, 66～92%)	3.70 (95%CI, 1.7～8.1)	0.42 (95%CI, 0.29～0.60)	8.9 (95%CI, 2.9～27.2)

AoP 除了能反映胎头位置,还能辅助判断产妇用力的效果。AoP 在 Valsalva 状态下与静息状态下差值(即 ΔAoP)越大,产妇每次用力对胎儿的推进效果越好,第二产程活跃期就越短。足月至临产前,以 ΔAoP<5.5° 为截断值,预测剖宫产的敏感性为 61%,特异性为 68%。

(二)胎头朝向

分娩过程中胎头下降的同时,胎儿要经历俯屈到仰伸的过程,胎头朝向也相应地经历"向下—水平—向上"(图 3-4-1)。当胎头朝下时,胎头位置通常≤+1;当胎头处于水平时,胎头位置通常≤+2;当胎头朝上时,胎头位置通常≥+3。胎头朝向可以用来预测器械助产的结局:在助产前,若胎头朝上,则助产难度较小且成功率较高。

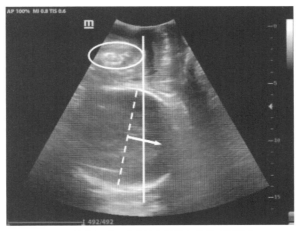

(a)胎头朝下,胎头最宽径线在耻骨下线以上

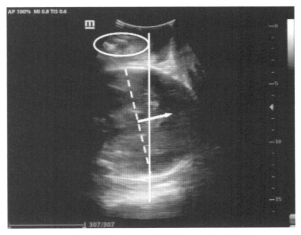

(b)胎头水平,胎头最宽径线在耻骨下线以上

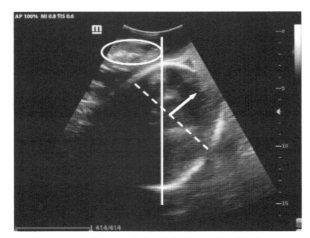

（c）胎头朝上，胎头最宽径线与耻骨下线相交

注：椭圆—耻骨联合；实线—耻骨下线；虚线—胎头最宽径线；箭头—胎头朝向

图 3-4-1　胎头朝向，胎头最宽径线与耻骨下线关系

（三）胎头最宽径线与耻骨下线的关系

在经会阴正中矢状切面上，垂直于胎头长轴方向，前、后颅骨之间的最宽距离即胎头最宽径线（图 3-4-1）。当该条径线在耻骨下线的下方，接近或是与坐骨棘平面相交时，器械助产成功率增大，尤其是在胎头方向朝上时。

（四）中线角度（MLA）

在分娩过程中，胎头除了要俯屈、下降、仰伸，还要经历内旋转。伴随着内旋转，MLA逐渐减小。当 MLA≥45°时，胎头位置通常≤＋2，胎头朝向通常为向下或水平；当MLA＜45°时，胎头位置通常≥＋3，胎头朝向通常为向上。研究表明，使用 MLA＜35°作为截断值预测第二产程延长的产妇经阴道自然分娩的可能性时，敏感性达 81.8%，特异性达 75%。

（五）肛提肌裂孔前后径

肛提肌裂孔前后径即经会阴正中矢状切面上耻骨联合后下缘与肛提肌之间的距离（图 3-4-2）。正常 Valsalva 状态下，肛提肌松弛，裂孔扩张，肛提肌裂孔前后径增大。研究表明，Valsalva 动作下肛提肌裂孔前后径增大越多，第二产程越短。但是，部分产妇在Valsalva 状态下，肛提肌收缩，裂孔变小，肛提肌裂孔前后径减小，即出现肛提肌共激活现象。肛提肌共激活产妇的第二产程时间会更长。足月至临产前以 Valsalva 状态下肛提肌裂孔前后径＜5.15 cm 作为截断值预测剖宫产，敏感性为 48%，特异性为 72%。

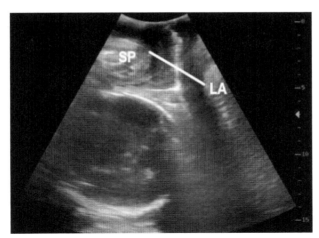

注:SP—耻骨联合;LA—肛提肌;直线—肛提肌裂孔前后径

图 3-4-2　肛提肌裂孔前后径

二、临床意义及局限性

对于产程进展缓慢甚至发生产程延长者,AoP 与 MLA 可用于辅助判断是否需要进行产科干预,若产妇每次用力时 AoP 变化小甚至几乎没有变化,则提示产力不足;若同时合并中线角度>35°,在不进行干预的情况下能够经阴道分娩的可能性较小。在进行器械助产前,胎头朝上、胎头最宽径线与耻骨下线相交或位于耻骨下线以下,则助产成功率较高。

目前,关于 AoP、胎头朝向、MLA 等的研究主要集中在枕前位的胎儿,而枕前位与非枕前位胎儿的胎头进展不同。在第二产程活跃早期,枕后位胎儿的 AoP 可能较小,枕后位 MLA<45°时胎头可能仍处于骨盆入口水平,位置较高。另外,在宫颈口开全时常规进行产时超声检查是否能够减少不必要的手术分娩以及改善围产期结局仍有待研究。

❈ 思考题

1. 产时超声预测分娩方式的指标有哪些?
2. 产时超声预测分娩方式有何局限性?

(张诗婕)

本章小结

　　本章主要介绍了产时超声评估的方法,包括胎方位、胎先露、胎头位置,如胎头进展角度、胎头朝向、超声测量胎头位置、头耻骨联合间距、头会阴距离、中线角度等;产时超声评估的三大作用,即评估胎方位、胎头位置、胎头下降及胎头姿势;产时超声检查的适应证,即第一产程、第二产程进展缓慢或产程停滞,阴道手术助产判定;客观评估胎先露异常。

　　本章还介绍了产时超声对预测分娩方式的作用及腹直肌、耻骨联合分离的超声评估。

参考文献

[1]乐杰. 妇产科学 [M].6 版. 北京:人民卫生出版社,2004:43-46.

[2]刘洪莉,张兰,漆洪波. 国际妇产科超声学会指南解读:产时超声[J]. 中国实用妇科与产科杂志,2019,35(2):206-209.

[3]孙秀丽,李环,苏园园,等. 产后腹直肌分离诊断与治疗的专家共识[J].中国妇产科临床杂志,2021,22(02):220-221.

[4]MOTA P,PASCOAL A,CARITA A,et al. Prevalence and risk factors of diastasis recti abdominis from late pregnancy to 6 months postpartum,and relationship with lumbo-pelvic pain[J]. Man Ther,2015,20(1):200-205.

[5]SNOW R E,NEUBERT A G. Peripartum pubic symphysis separation:a case series and review of the literature[J]. Obstetrical & Gynecological Survey,1997,52(7):438.

[6]曹冬如,张小燕,乔林,等. 阴道分娩后耻骨联合分离合并前庭裂伤一例及文献复习[J]. 中华围产医学杂志,2015(10):3.

[7]QU E,WU J,ZHANG M,et al. The ultrasound diagnostic criteria for diastasis recti and its correlation with pelvic floor dysfunction in early postpartum women[J]. Quantitative Imaging in Medicine and Surgery,2021,11(2):706-713.

[8]张新玲. 实用盆底超声诊断学[M]. 北京:人民卫生出版社,2019:133.

[9]刘洪莉,张兰,漆洪波. 国际妇产科超声学会实践指南解读:产时超声[J]. 中国实用妇科与产科杂志,2019,35(2):206-209.

[10]GHI T,EGGEBØ T,LEES C,et al. ISUOG Practice guidelines:intrapartum ultrasound[J]. Ultrasound Obstet Gynecol,2018,52(1):128-139.

[11]TUTSCHEK B,BRAUN T,CHANTRAINE F,et al. A study of progress of labour using intrapartum translabial ultrasound,assessing head station direction and angle of descent[J]. BJOG,2011,118(1):62-69.

[12]YOUSSEF A,MARONI E,RAGUSA A,et al. Fetal head-symphysis distance:a simple and reliable ultrasound index of fetal head station in labor[J]. Ultrasound Obstet Gynecol,2013,41(4):419-424.

[13]GHI T,FARINA A,PEDRAZZI A,et al. Diagnosis of station and rotation of the fetal head in the second stage of labor with intrapartum translabial ultrasoun[J]. Ultrasound Obstet Gynecol,2009,33(3):331-336.

[14]DUPUIS O,RUIMARK S,CORINNE D,et al. Fetal head position during the second stage of labor:comparison of digital vaginal examination and transabdominal ultrasonographic examination[J]. Eur J Obstet Gynecol Reprod Biol,2005,123(2):193-197.

[15]DUPUIS O,SILVEIRA R,ZENTNER A,et al. Birth simulator:reliability of transvaginal assessment of fetal head station as defined by the American College of Obstetricians and Gynecologists classification[J]. Am J Obstet Gynecol,2005,192 (3):868-874.

[16] POPOWSKI T,PORCHER R,FORT J,et al. Influence of ultrasound determination of fetal head position on mode of delivery:a pragmatic randomized trial[J]. Ultrasound Obstet Gynecol,2015,46(5):520-525.

[17] DÜCKELMANN A M,MICHAELIS S A,BAMBERG C,et al. Impact of intrapartal ultrasound to assess fetal head position and station on the type of obstetrical interventions at full cervical dilatation[J]. J Matern Fetal Neonatal Med,2012,25(5):484-488.

[18]TORKILDSEN E A,SALVESEN K Å,EGGEBØ T M. Prediction of delivery mode with transperineal ultrasound in women with prolonged first stage of labor[J]. Ultrasound Obstet Gynecol,2011,37(6):702-708.

[19]EGGEBØ T M,HASSAN W A,SALVESEN K Å,et al. Sonographic prediction of vaginal delivery in prolonged labor:a two-centerstudy[J]. Ultrasound Obstet Gynecol,2014,43(2):195-201.

[20] MASTURZO B,DE RUVO D,GAGLIOTI P,et al. Ultrasound imaging in prolonged second stage of labor:does it reduce the operative delivery rate? [J]. J Matern Fetal Neonatal Med,2014,27(15):1560-1563.

[21] HENRICH W,DUDENHAUSEN J,FUCHS I,et al. Intrapartum translabial ultrasound(ITU):sonographic landmarks and correlation with successful vacuum extraction[J]. Ultrasound Obstet Gynecol,2006,28(6):753-760.

[22]CUERVA M J,BAMBERG C,TOBIAS P,et al. Use of intrapartum ultrasound in the prediction of complicated operative forceps delivery of fetuses in non-occiput posterior position[J]. Ultrasound Obstet Gynecol,2014,43(6):687-692.

[23]SAINZ J A,BORRERO C,AQUISE A,et al. Utility of intrapartum transperineal

ultrasound to predict cases of failure in vacuum extraction attempt and need of cesarean section to complete delivery[J]. J Matern Fetal Neonatal Med，2016，29 (8)：1348-1352.

[24]KASBAOUI S，SÉVERAC F，AÏSSI G，et al. Predicting the difficulty of operative vaginal delivery by ultrasound measurement of fetal head station[J]. Am J Obstet Gynecol，2017，216(5)：507.

[25]STITELY M L，GHERMAN R B. Labor with abnormal presentation and position [J]. Obstet Gynecol Clin North Am，2005，32(2)：165-179.

[26]BOYLE A，REDDY U M，LANDY H J，et al. Primary cesarean delivery in the United States[J]. Obstet Gynecol，2013，122(1)：33-40.

[27] NASSR A A，BERGHELLA V，HESSAMI K，et al. Intrapartum ultrasound measurement of angle of progression at the onset of the second stage of labor for prediction of spontaneous vaginal delivery in term singleton pregnancies：a systematic review and meta-analysis[J]. Am J Obstet Gynecol，2022，226(2)：205-214.

[28] YOUSSEF A，BRUNELLI E，AZZARONE C，et al. Fetal head progression and regression on maternal pushing at term and labor outcome[J]. Ultrasound Obstet Gynecol，2021，58(1)：105-110.

[29] HENRICH W，DUDENHAUSEN J，FUCHS I，et al. Intrapartum translabial ultrasound(ITU)：sonographic landmarks and correlation with successful vacuum extraction[J]. Ultrasound Obstet Gynecol，2006，28(6)：753-760.

[30]GHI T，FARINA A，PEDRAZZI A，et al. Diagnosis of station and rotation of the fetal head in the second stage of labor with intrapartum translabial ultrasound[J]. Ultrasound Obstet Gynecol，2009，33(3)：331-336.

[31] KAHRS B H，USMAN S，GHI T，et al. Descent of fetal head during active pushing：secondary analysis of prospective cohort study investigating ultrasound examination before operative vaginal delivery[J]. Ultrasound Obstet Gynecol，2019，54(4)：524-529.

[32] YOUSSEF A，MONTAGUTI E，DODARO M G，et al. Levator ani muscle coactivation at term is associated with longer second stage of labor in nulliparous women[J]. Ultrasound Obstet Gynecol，2019，53(5)：686-692.

[33]BRUNELLI E，DEL PRETE B，CASADIO P，et al. The dynamic change of the anteroposterior diameter of the levator hiatus under Valsalva maneuver at term and labor outcome[J]. Neurourol Urodyn，2020，39(8)：2353-2360.

[34]KAMEL R A，NEGM S M，YOUSSEF A，et al. Predicting cesarean delivery for failure to progress as an outcome of labor induction in term singleton pregnancy [J]. Am J Obstet Gynecol，2021，224(6)：609. e1-609. e11.

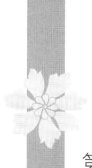

第四章 | 头盆不称与梗阻性难产

　　本章主要内容包括头盆不称及梗阻性难产的概念、超声评估头盆不称相关梗阻性难产的方法及其临床意义。

❋ 第一节　头盆不称概述 ❋

　　梗阻性难产（obstructive dystocia）是一种异常分娩，是导致孕产妇及胎儿并发症发生的原因之一。头盆不称（cephalopelvic disproportion，CPD）是指产妇盆腔相对于胎儿头部尺寸不足，导致分娩时胎儿无法通过盆腔，从而导致梗阻性难产。早期发现头盆不称是减少梗阻性难产并发症的关键。在分娩过程中，骨盆是个不变因素，因此在估计分娩难易时，骨盆是首先考虑的一个重要因素。骨盆有三个入口平面，狭窄骨盆可以表现为一个径线过短或多个径线同时过短，也可表现为一个平面狭窄或多个平面同时狭窄（骨盆三个平面狭窄的分级见表4-1-1）。在妊娠期间应评估骨盆有无异常以及识别有无头盆不称，及早做出诊断，以决定采用何种分娩方式。

表 4-1-1　骨盆三个平面狭窄的分级

分级	入口平面狭窄对角径	中骨盆平面狭窄坐骨棘间径	出口平面狭窄		
			坐骨棘间径＋中骨盆后矢状径	坐骨结节间径	坐骨结节间径＋出口后矢状径
Ⅰ级（临界性）	11.5 cm	10 cm	13.5 cm	7.5 cm	15.0 cm
Ⅱ级（相对性）	10.0～11.0 cm	8.5～9.5 cm	12～13.0 cm	6.0～7.0 cm	12.0～14.0 cm

续表

分级	入口平面 狭窄对角径	中骨盆平面狭窄 坐骨棘间径	出口平面狭窄		
			坐骨棘间径＋ 中骨盆后矢状径	坐骨结 节间径	坐骨结节间径＋ 出口后矢状径
Ⅲ级(绝对性)	≤9.5 cm	≤8.0 cm	≤11.5 cm	≤5.5 cm	≤11.0 cm

(王霞丽)

❈ 第二节　超声表现及诊断 ❈

一、胎儿头围(head circumference,HC)

胎儿的大小、胎方位及有无畸形是影响分娩及决定分娩难易程度的重要因素之一。分娩时,即使骨盆大小正常,若胎儿过大导致胎头径线过长,也可造成头盆不称,进而导致难产。胎头是胎体的最大部分,也是胎儿通过产道最困难的部分。忽视胎儿头围因素会增加发生急诊剖宫产的风险,而急诊剖宫产发生并发症的风险是计划性剖宫产的两倍。HC≥35 cm 的胎儿发生急诊剖宫产的风险比值比(odds ratio,OR)为 1.75。然而,单纯基于胎儿头围这一指标而不考虑母体骨盆出口平面径线,会导致不必要的剖宫产增加。因此,不能仅凭超声测量的胎儿头围来判断有无头盆不称。

二、产时超声指标

目前在临床上,骨盆测量评估骨盆大小是诊断狭窄骨盆的主要方法。绝对性的骨盆平面狭窄是剖宫产的绝对指征。但是,临床上更常见的是骨盆临界性或相对性狭窄。同时,在分娩过程中,头盆是否相称还与骨盆倾斜度和胎方位相关,所以,需要通过产程进展的观察或在试产后方可做出头盆不称的诊断。

产时超声有助于及早识别头盆不称相关梗阻性难产的发生,具体方法如下所示。

(1)当出现第一产程进展缓慢或产程停滞时,首先通过经腹部或经会阴超声判断胎先露;若胎先露正常,则可考虑导致产程缓慢或停滞的原因为头盆不称。

(2)通过产时超声评估胎方位和胎头下降情况(胎头进展角度、胎头朝向、胎头位置、胎头耻骨联合间的距离、胎头会阴距离、中线角度),辅助判断第一产程进展缓慢或者产程停滞的情况(详见第三章第四节)。对于相对性骨盆入口狭窄,若分娩前超声评估胎儿头围<35 cm,且第一产程胎心监护显示宫缩良好,产时超声提示胎方位、胎头下降及胎儿多普勒均正常,则提示孕产妇未出现并发梗阻性难产的征象,可在严密监护下继续阴道试产。若通过综合评估产时超声的各项指标判断出胎头位置无法达到坐骨棘平面,则表示

胎头无法入盆；如果同时出现宫口扩张停滞或胎儿窘迫征象，应及时行剖宫产结束分娩。

（3）中骨盆平面狭窄主要导致胎头俯屈及内旋转受阻，易引发持续性枕横位或枕后位。若宫口已开全，胎头方向显示枕前位、中线角度<45°或胎头进展角度>120°，则行产钳助产或胎头吸引术助产的成功率高。若超声显示胎头非枕左前、胎头进展角度及胎头会阴距离无显著变化，或胎儿超声多普勒提示出现胎儿窘迫征象，则高度提示并发梗阻性难产，应行剖宫产术结束分娩。

（王霞丽）

✳ 第三节　临床意义 ✳

产时超声有助于判断产程进展缓慢或者产程停滞的原因，有助于及早识别头盆不称所致的梗阻性难产的发生。当发生相对性头盆不称时，产时超声可动态提供胎方位、胎头下降程度及胎儿多普勒超声的信息，协助临床医师及助产士动态监测产程进展及胎儿安危，提升了临床医师对产程进展把控的信心，降低了急诊剖宫产率，从而减少了母儿并发症。

✲ 思考题

1. 如何通过产时超声预测头盆不称相关的梗阻性难产的发生？
2. 简述骨盆三个平面狭窄的分级标准。

（王霞丽）

本章小结

在分娩过程中，子宫规律性收缩连同母体骨盆的形状适应性改变调节胎儿头部通过产道。

头盆不称，即胎儿头和母体骨盆之间的不匹配，强调了将胎儿头围和母体骨盆尺寸一起考虑的必要性。头盆是否相称还与骨盆倾斜度和胎方位相关，所以需要观察产程进展或在试产后方可做出最后诊断。

产时超声有助于判断产程进展缓慢或者产程停滞的原因，有助于及早发现梗阻性难产的信号；同时，可动态提供胎方位、胎头下降及胎儿多普勒信息，以便及早采取应对措施，减少并发症的发生，取得较好的分娩效果。

参考文献

[1]谢幸,孔北华.妇产科学[M].北京:人民卫生出版社,2018:185-189.

[2]刘洪莉,张兰,漆洪波.国际妇产科超声学会指南解读:产时超声[J].中国实用妇科与产科杂志,2019,35(2):206-209.

[3] LIBERTY G,GEMER O,SIYANOV I,et al. The relation between head circumference and mid-pelvic circumference:a simple index for cephalopelvic disproportion evaluation[J]. Fetal Diagn Ther,2021,48(11-12):840-848.

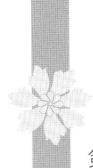

第五章 | 产时超声与病理性妊娠

【学习目标】

1. 掌握：床旁产时超声诊断前置胎盘、血管前置、胎盘植入、胎盘早剥、妊娠期急性脂肪肝的评估方法。

2. 掌握：产科急重症如 HELLP 综合征、子宫破裂、羊水栓塞等的快速评估方法。

3. 了解：产时超声检查胎盘残留的方法及表现。

本章主要介绍产时床旁超声评估病理性妊娠的方法，尤其是涉及产时急危重症的评估流程及方法。掌握这些方法对处理产科急危重症具有重要的指导意义。

❋ 第一节　前置胎盘 ❋

一、概述

(一)定义

前置胎盘是指胎盘下缘毗邻或覆盖子宫颈内口。应强调在妊娠 28 周后诊断前置胎盘，因为存在"胎盘迁移"现象，妊娠中期发现的前置胎盘在妊娠晚期可移行至正常位置。妊娠 28 周前应诊断为胎盘前置状态。前置胎盘是妊娠期出血和早产的重要原因，与围产期母儿并发症密切相关。

(二)分类

根据《前置胎盘的临床诊断与处理指南(2020)》，前置胎盘分为以下两类：

（1）前置胎盘：胎盘完全或部分覆盖子宫颈内口（图 5-1-1），包括既往的完全性前置胎盘和部分性前置胎盘。

（2）低置胎盘：胎盘附着于子宫下段，胎盘边缘距子宫颈内口的距离＜20 mm（图 5-1-2 和图 5-1-3），包括既往的边缘性前置胎盘和低置胎盘。

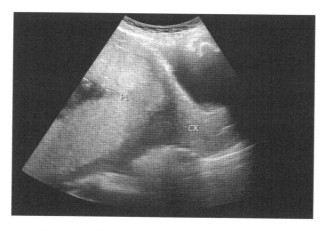

注：PL—胎盘（placenta）；CX—宫颈（cervix uteri）

图 5-1-1　前置胎盘（胎盘下缘完全覆盖宫颈内口）

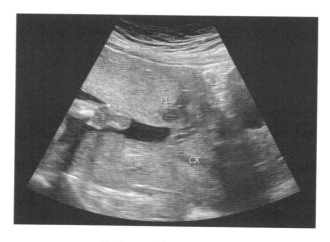

注：PL—胎盘；CX—宫颈

图 5-1-2　低置胎盘（胎盘下缘达宫颈内口边缘）

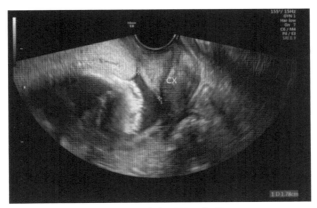

注:PL—胎盘;CX—宫颈

图 5-1-3　低置胎盘(胎盘下缘距宫颈内口 1.78 cm)

　　需要注意的是,胎盘下缘与子宫颈内口的关系随妊娠及产程的进展而变化,前置胎盘的类型也随之改变,建议以临床处理前的最后一次超声检查来确定其类型。但是,有相当一部分孕妇产前并未诊断出胎盘前置,此时产时超声检查可以明确诊断并了解是否合并胎盘植入。

(三)前置胎盘的危险因素

　　(1)多产、流产、宫腔操作、子宫内膜炎等导致子宫内膜损伤与病变。
　　(2)多胎妊娠、膜状胎盘等胎盘面积过大。
　　(3)既往前置胎盘、剖宫产史、辅助生殖技术等。
　　(4)滋养层发育迟缓。

(四)临床表现

　　典型症状为无诱因、无痛性反复阴道出血。

二、超声诊断

(一)超声扫查途径

　　超声扫查可经腹部、经阴道或经会阴检查。经腹部超声检查需适当充盈膀胱。由于胎先露遮挡干扰了胎盘下缘与宫颈内口的显示,因此经腹部超声诊断前置胎盘的准确性相对较低。经阴道超声由于分辨率高且距离宫颈内口近,诊断的准确性高于经腹部超声,是诊断前置胎盘的最佳检查方法,因此推荐使用经阴道超声检查进行确诊。当存在经阴道超声检查的禁忌证时,也可经会阴超声进行诊断。

（二）超声诊断

前置胎盘诊断的要点是明确胎盘下缘与宫颈内口的关系，检查内容包括以下"四要素"：

（1）胎盘附着位置，如前壁、后壁或侧壁等。

（2）胎盘边缘距子宫颈内口的距离或超出子宫颈内口的距离，精确到毫米。研究表明，胎盘覆盖子宫颈内口的范围＞15 mm，分娩时前置胎盘的可能性较大。

（3）覆盖子宫颈内口处胎盘的厚度。

（4）宫颈管的长度。对于既往有剖宫产史合并前置胎盘者，应特别注意是否合并胎盘植入。

三、鉴别诊断与临床意义

（一）鉴别诊断

（1）子宫下段肌层局限性收缩：肌壁增厚且向羊膜腔隆起，易被误认为胎盘实质回声，导致前置胎盘的假阳性诊断。应仔细观察该回声是否与胎盘下缘相延续，回声是否与胎盘相同，可间隔 30 min 待肌层收缩消失后复查以明确诊断。

（2）孕妇膀胱过度充盈：子宫下段受膀胱压迫而前后壁贴近，造成宫颈内口上移的假象，可导致前置胎盘的假阳性诊断。应嘱孕妇排尿后复查以明确诊断。

（3）侧壁胎盘：当扫查子宫旁矢状切面时，侧壁胎盘易被误认为前置胎盘。需扫查经宫颈内口正中矢状切面以明确诊断。

（二）临床意义

产时超声更多关注的是前置胎盘有无合并胎盘植入，以指导产科治疗方式的选择。一旦明确合并胎盘植入，则多学科团队的会诊就是刻不容缓的。

❊ 思考题

1. 前置胎盘的分类及超声诊断"四要素"是什么？
2. 诊断前置胎盘需要注意的假阳性诊断有哪些？

（江秋霞）

❈ 第二节　血管前置 ❈

一、概述

(一)定义

前置血管指无脐带华通胶或胎盘组织保护的胎儿血管走行于胎膜下,距离宫颈内口 2 cm 以内的位置,甚至位于胎先露下方,达到子宫下段或跨越宫颈内口,发生率为 0.42/1000~0.8/1000。前置血管没有其他组织保护,且位置低,在阴道分娩或胎膜破裂时容易受压、破裂出血,导致胎儿发生急性失血,造成围生儿失血性贫血、死亡等不良结局。血管前置是胎儿潜在的灾难,未在分娩前明确诊断的患者,死胎或新生儿死亡率超过 60%,新生儿即使幸存也大多需要紧急治疗,所以产前诊断极其重要。

(二)分类

英国皇家妇产科医师协会发布的 2018 版前置血管的诊治指南,根据胎盘形状将血管前置分为以下两个类型:

(1) Ⅰ型:胎盘形状正常伴发的血管前置,如帆状胎盘合并血管前置。

(2) Ⅱ型:胎盘形状异常伴发的血管前置,如副胎盘合并血管前置、分叶胎盘合并血管前置。

(三)血管前置的危险因素

危险因素包括帆状胎盘、副胎盘、双叶胎盘、低置胎盘、辅助生殖、多胎妊娠等。

(四)临床表现

妊娠晚期出现鲜红的阴道出血,流出的血液为胎儿血,常见于破膜以后即刻发生的出血,伴或不伴有胎心异常。

二、超声诊断

(一)超声扫查途径

超声扫查可经腹部、经阴道或经会阴检查。经腹部超声是常规的检查方法,需适当充盈膀胱,当胎先露遮挡干扰宫颈内口显示时,推荐采用经阴道超声或经会阴超声进行检查,检出率及准确性均优于经腹部超声检查。

(二)超声诊断

(1)二维超声显示宫颈内口上方的长条形(纵切面)或圆形(横切面)无回声,走行于胎膜下,血管缺乏螺旋,表面没有华通胶包裹,位置固定,如图5-2-1(a)所示。

(2)彩色多普勒超声可清晰显示宫颈内口上方血管的位置及走行,如图5-2-2(b)所示。

(3)频谱多普勒超声显示该血管为胎儿脐动脉频谱,与胎儿心率一致,如图5-2-3(c)所示。

(4)当发现帆状胎盘、副胎盘、双叶胎盘、边缘性胎盘脐带入口位于胎盘下缘且部分脐血管帆状附着时,需高度警惕是否合并血管前置,应仔细扫查宫颈内口上方是否有异常血管走行,必要时进行经阴道超声检查以明确诊断。

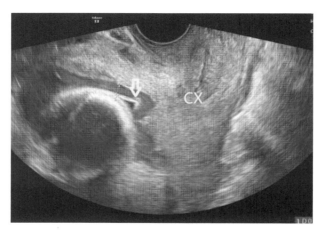

注:CX—宫颈,箭头所示为前置的血管

(a)宫颈内口上方见长条形血管走行于胎膜下

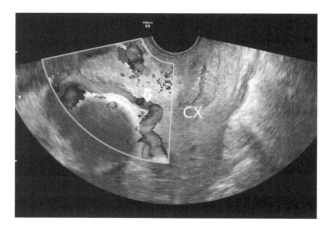

注:CX—宫颈,箭头所示为前置的血管

(b)CDFI显示宫颈内口上方沿胎膜下走行的血管

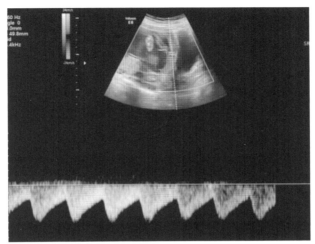

（c）频谱多普勒显示该血管为胎儿脐动脉血流频谱

图 5-2-1　血管前置（彩图见附录）

三、鉴别诊断与临床意义

（一）鉴别诊断

（1）脐带先露：脐带位于胎先露下方，漂浮于宫颈内口上方，脐带游离，脐带位置和形态可变。应嘱孕妇改变体位后或活动后复查，可见脐带漂离宫颈内口。

（2）脐带脱垂：见于胎膜早破时，除了在宫颈内口上方可见脐带回声，还可见脐带延续至宫颈管内，可与血管前置鉴别。

（3）子宫下段及宫颈扩张的血管：妊娠期有时可见母体子宫下段或宫颈的血管扩张，但这些血管靠近子宫下段肌层或宫颈的边缘，频谱多普勒可见其为母体动脉或静脉血流。

（4）边缘性胎盘脐带入口：当脐带插入口位于胎盘下缘时，可见脐带自胎盘边缘进入胎盘实质。但是，部分病例可合并部分脐血管帆状附着，其中一支或数支血管走行于胎膜下，当其靠近宫颈内口时需高度警惕是否合并血管前置。

（二）临床意义

在产科临床上，一旦怀疑胎儿急性失血或宫内窘迫，采用产时多普勒血流显像就能够及时发现前置血管，以减少不良妊娠结局的发生。

✳ 思考题

1. 血管前置常见的危险因素有哪些?
2. 血管前置需要和哪些疾病相鉴别?

（江秋霞）

✳第三节　胎盘植入✳

一、概述

胎盘植入是指胎盘与子宫异常粘连,以致在胎儿娩出后胎盘不能与子宫分离。胎盘植入的原因是子宫底蜕膜发育不良的胎盘绒毛异常侵入子宫肌层所致的异常胎盘种植。依据胎盘植入子宫肌层的深度以及是否侵入子宫毗邻器官,分为胎盘粘连、胎盘植入以及穿透性胎盘植入(图 5-3-1)。胎盘绒毛侵入子宫浅肌层为胎盘粘连(placenta accreta,PA);绒毛侵入子宫深肌层为胎盘植入(placenta increta,PI);绒毛穿透子宫壁达子宫浆膜层,甚至侵入子宫毗邻器官则为穿透性胎盘植入(placenta percreta,PP)。依据绒毛植入的面积,分为完全性和部分性胎盘植入。据报道,胎盘植入的发生率约 1/2500,但在前置胎盘病例中,发生率可高达 10%。胎盘植入的发生率在不断升高,最常见的诱发因素是剖宫产史和前置胎盘。

最近研究表明,1/2～2/3 患有胎盘植入的患者在产前仍未能明确诊断,因此产前筛查至关重要。一旦超声检查发现胎盘植入或穿透性胎盘,就需要转诊至富有经验的多学科团队构建的医疗中心分娩,以降低死亡率。产时超声可为植入性胎盘提供必要的诊断和处置信息。

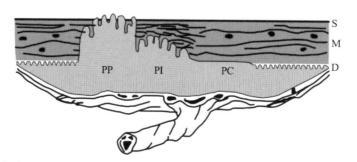

注:S—子宫浆膜层;M—肌层;D—蜕膜层;PC—胎盘粘连;PI—植入性胎盘;PP—穿透性胎盘

图 5-3-1　不同类型植入性胎盘谱系疾病示意图

二、超声诊断

正常情况下,胎盘后方可显示无回声的胎盘后血管、低回声的子宫肌层、强回声的蜕膜界面等,如果出现以下一项以上的超声特征则应警惕胎盘植入的可能。

(1)胎盘陷窝:胎盘内出现多个大小不一的无回声区,使胎盘呈"瑞士奶酪"样外观,如图 5-3-2 所示;这些形状不规则的无回声区内,彩色多普勒成像显示血流信号,频谱多普勒可检测到静脉样频谱信号。

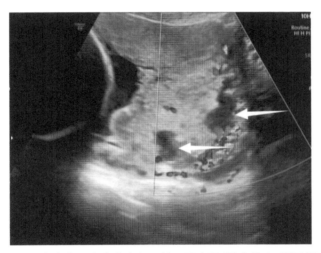

图 5-3-2 胎盘内出现多个大小不一的无回声区(胎盘陷窝,彩图见附录)

(2)透明带消失:胎盘后与子宫壁之间正常的线状低回声区域(胎盘后间隙)消失,如图 5-3-3 所示。

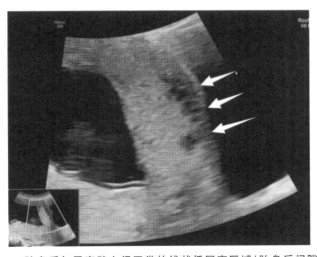

图 5-3-3 胎盘后与子宫壁之间正常的线状低回声区域(胎盘后间隙)消失

（3）子宫肌层变薄：胎盘附着部位子宫肌层变薄≤1 mm 或肌层消失（矢状面测量）。

（4）侵犯周围组织或器官：母体膀胱与子宫浆膜强回声带不规则或连续性中断（图 5-3-4）；有时可见该处胎盘组织局部凸向膀胱（图 5-3-5）。

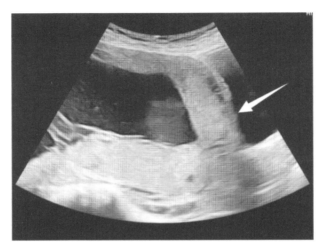

图 5-3-4　膀胱与子宫浆膜强回声带连续性中断

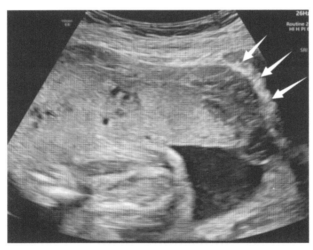

图 5-3-5　胎盘组织局部凸向膀胱

（5）血流增多：彩色多普勒显示胎盘周围血管分布明显增多，且粗而不规则，呈现"暴风雨血流"，如图 5-3-6 和图 5-3-7 所示。

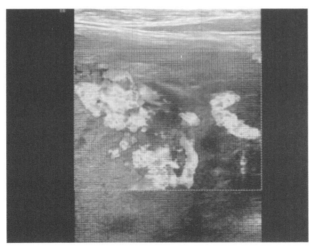

图 5-3-6　胎盘周围血管分布明显增多且粗而不规则,呈现"暴风雨血流"(彩图见附录)

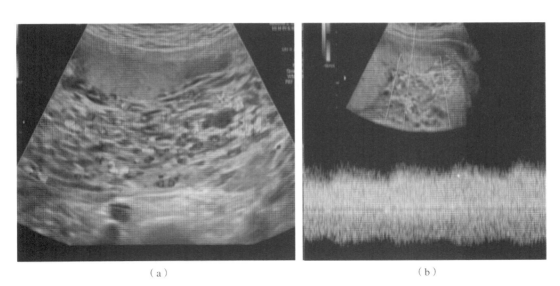

（a）　　　　　　　　　　　　　　　　（b）

图 5-3-7　胎盘粘连声像图(彩图见附录)

三、鉴别诊断与临床意义

(一)鉴别诊断

产前超声检查是目前诊断胎盘植入最重要的影像学手段。研究表明,数学建模结合超声特征在产前诊断方面比单纯超声检查的准确性更高。一项针对 92 例可疑胎盘植入的研究发现,前置胎盘、先前剖宫产和可疑超声诊断这三个参数具有较好的临床诊断价值,其 ROC 曲线面积可达 0.85。

胎盘植入应与以下疾病相鉴别。

（1）单纯性前置胎盘：胎盘后方子宫肌层回声正常，胎盘后间隙存在。

（2）妊娠合并葡萄胎：葡萄胎一般血流不丰富，血清雌激素明显升高。

（3）子宫内膜异位症、蜕膜化：血流不丰富，具有非滋养细胞肿瘤的低阻力特征，血清雌激素不高。

（二）临床意义

胎盘植入近年来发生率上升，是产科非常严重的并发症，分娩前的诊断是关键。产前超声有非常好的诊断效能，并且能够使医师和患者做好充分的思想准备和周密的产前计划，以指导分娩，可以作为基础的筛查方法。研究认为，MRI用于诊断后壁胎盘植入优于超声，因此，在超声无法确诊的情况下，建议结合MRI做进一步检查。

❋ 思考题

1. 简述胎盘植入的定义及分型。
2. 胎盘植入的声像学特点有哪些？

（廖瑞碧）

❈ 第四节　胎盘早剥 ❈

一、概述

胎盘早剥（placental abruption，PA）是指妊娠20周后或分娩期，附着在正常位置的胎盘在胎儿娩出前部分或全部从子宫壁剥离，是妊娠期一种严重的并发症；发病率为1/217～1/47；轻者可无任何症状，仅在产后检查胎盘时发现局部有凝血块压迹；重者起病急、进展快，可危及母亲和胎儿的生命；通常有腹痛、阴道出血、持续子宫收缩等症状。目前，对胎盘早剥的发病机制尚不完全清楚，可能与下列因素相关：重度妊娠高血压、高血压、慢性肾病等全身血管病变；外伤、行外转胎位术等机械因素；羊水过多时，羊水过快流出，或双胎妊娠时第一胎娩出过快等使子宫内压力骤降，子宫突然收缩等；高龄孕妇、经产妇及不良生活习惯如滥用可卡因、吸烟、酗酒等。

胎盘早剥的主要病理改变是底蜕膜出血并形成血肿，使胎盘与子宫壁分离，可分为显性剥离、隐性剥离及混合性剥离（图5-4-1）。产时超声对胎盘早剥的诊断具有重要价值，可对胎盘早剥的类型做出判断，指导临床处理。

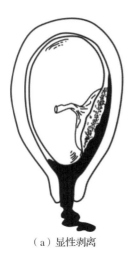 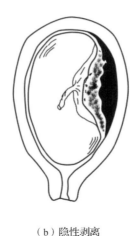 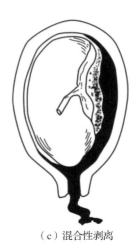

（a）显性剥离　　　　　　　（b）隐性剥离　　　　　　　（c）混合性剥离

图 5-4-1　胎盘早剥类型示意图

二、超声诊断

胎盘早剥产前诊断率较低，超声征象的主要表现如下所示。

（1）胎盘明显增厚：剥离区的胎盘明显增厚，向羊膜腔隆起，胎盘厚度＞5 cm。

（2）胎盘后出现血肿：血肿内部回声杂乱，与出血部位、时间和程度密切相关。根据血肿出现的部位，可分为四种类型：胎盘后型、边缘型、胎盘内型、胎盘前（羊膜下）型（图 5-4-2），以边缘型最为常见，胎盘前型最为少见。根据出血时间的不同而有多种多样的表现（图 5-4-3～图 5-4-6）：急性期表现为较为均匀的强回声；随着时间延长逐渐表现为混合回声或中等回声；1～2 周后变为内部夹有强回声团的无回声。

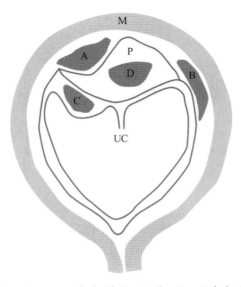

注：A—胎盘后；B—胎盘边缘；C—胎盘前（羊膜下血肿）；D—胎盘内；P—胎盘；M—子宫肌层

图 5-4-2　胎盘早剥血肿出现部位示意图

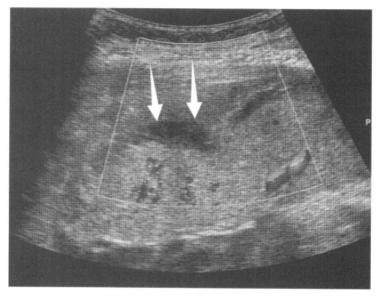

图 5-4-3　胎盘早剥之胎盘后血肿声像——低回声型(彩图见附录)

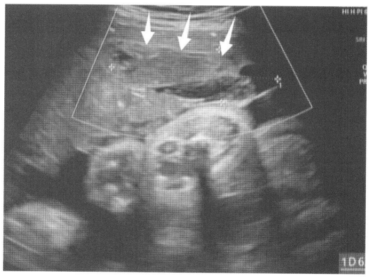

图 5-4-4　胎盘早剥之胎盘边缘血肿声像——混合回声型(彩图见附录)

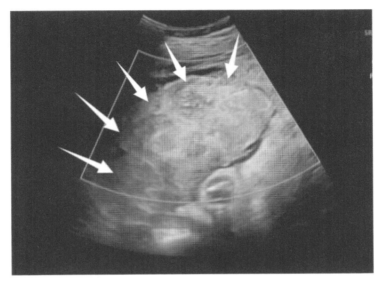

图 5-4-5 胎盘早剥之胎盘内血肿声像（中等回声型）

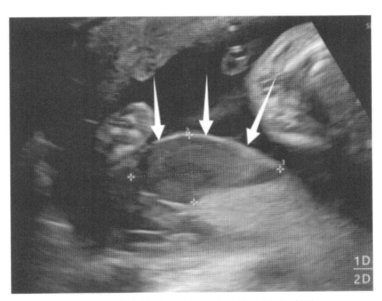

图 5-4-6 胎盘早剥之胎盘前血肿声像（低回声型）

（3）血液破入羊膜腔：可见羊水内有众多点状强回声漂浮或羊水内有强回声团。

（4）显性剥离：胎盘后方无血液积聚，胎盘形态未见明显改变，超声不易诊断。

（5）胎儿死亡：重症者可出现胎儿死亡，未见胎心搏动及胎动。

三、鉴别诊断与临床意义

(一)鉴别诊断

(1)胎盘内血池或血窦:位于胎盘实质内,在胎盘切面内呈不规则无回声区改变,内有云雾状回声,呈"沸水征"。

(2)子宫肌瘤:位于肌层内,边缘较清,形态规则,向宫腔内或宫外突出,可见血流信号,多普勒超声可见血流信号与母体心率同步。

(3)胎盘囊肿:位于胎盘内的羊膜面或母体面,边缘清楚,呈圆形,内为无回声,无血流。

(4)胎盘血管瘤:位于胎盘实质内或凸向羊膜腔,回声较均匀,边界清,可见血流信号。

(5)子宫局部收缩:通过追踪观察常可鉴别,子宫肌壁收缩是暂时性的,很快就能恢复正常。

(二)临床意义

超声是通过识别胎盘早剥的间接征象——胎盘剥离后形成的血肿,来进行诊断的,并不能直接识别胎盘剥离本身。对于胎盘早剥,超声检查只能做出推断性诊断。分娩时若发现孕妇有失血性表现又无明显原因,可行产时超声进行检查。尽管已经对胎盘早剥的超声征象进行了系统总结,然而其产前超声检出率仍然较低,国内文献报道胎盘早剥超声检查符合率仅为2%～50%。因此,对胎盘早剥的临床诊断仍然十分重要,检出率有待进一步提升。在母儿情况稳定的条件下,可以进行产时超声检查,但超声检查阴性并不能除外胎盘早剥。

一旦明确诊断胎盘早期剥离,应考虑立即终止妊娠,拖延时间越长,发生不良结局的机会越大。如果发生广泛性剥离出血,则母体可能发生休克和弥散性血管内凝血(disseminated intravascular coagulation,DIC),胎儿可能出现宫内缺氧或宫内死亡。

※ 思考题

1. 胎盘早剥的超声声像特征有哪些?
2. 胎盘早剥需与哪些疾病相鉴别?

(廖瑞碧)

✳ 第五节　HELLP 综合征 ✳

一、概述

HELLP 综合征（HELLP syndrome）是以溶血（hemolysis）、转氨酶升高（elevated liver enzymes）和血小板减少（low platelets syndrome）为特征的综合征，常在严重妊娠期高血压疾病的基础上发生，可危及母儿生命；受累胎儿表现为胎儿宫内生长受限、宫内窘迫、异常多普勒频谱。HELLP 综合征的发病时间为孕晚期到产后，常见发生时间为妊娠 28～36 周（70%）或产后 48 h 内（30%）。90% 的患者存在右上腹疼痛或不适，50% 的患者出现头晕、呕吐症状。主要病理改变有血管痉挛、内皮细胞损伤、血管内溶血、血小板聚集与消耗、纤维蛋白沉积，以及肝细胞缺血坏死、终末器官缺血等。HELLP 综合征的诊断主要依靠实验室检查。一旦诊断为 HELLP 综合征，必须入院治疗，在严密监测下评估患者病情，确定母体和胎儿的情况，监测母体肾脏、肝脏等重要器官的情况，根据母胎两者的情况决定终止妊娠的时机。

二、超声诊断

（一）实验室指标

HELLP 综合征的诊断主要依靠实验室检查（血管内溶血、转氨酶升高、血小板减少）。完全性 HELLP 综合征的诊断依据：①外周血涂片见变形红细胞，网织红细胞增多，总胆红素＞20.5 μmol/L，乳酸脱氢酶（LDH）升高，尤其是在＞600 U/L 时，以上任何一项异常均提示溶血；②谷丙转氨酶（ALT）＞70 U/L 或谷草转氨酶（AST）异常；③血小板计数＜100×10⁹/L。以上 3 项全部符合可诊断为完全性 HELLP 综合征。产时超声可辅助监测母婴情况，帮助临床决策。

（二）产时超声的主要监测内容

（1）肝细胞缺血坏死可导致肝脏肿大、回声异常，部分孕产妇可出现肝被膜下出血、肝脏内出血，甚至肝脏破裂。

（2）受累胎儿表现为宫内生长受限及羊水过少，影响更严重的胎儿表现为宫内窘迫，出现肌张力减低、运动减少、异常多普勒频谱（图 5-5-1）等。

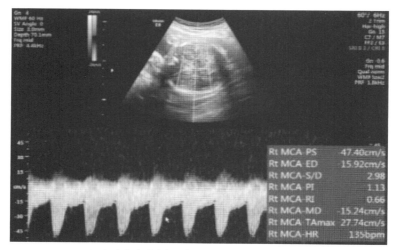

（a）大脑中动脉舒张期血流流速增高、阻力降低

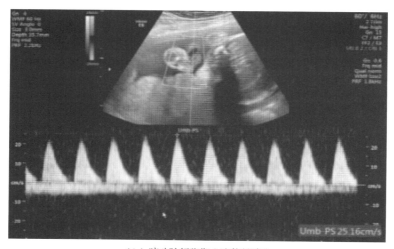

（b）脐动脉舒张期血流信号消失

图 5-5-1　受累胎儿表现为宫内窘迫，出现异常多普勒频谱（彩图见附录）

三、鉴别诊断及预后

（一）鉴别诊断

（1）引起腹痛的疾病：胃肠炎、胆囊炎、肾结石、肾盂肾炎等。

（2）引起血小板减少的疾病：血栓性血小板减少性紫癜、溶血性尿毒症性综合征和系统性红斑狼疮。

（3）引起肝功能异常的疾病：妊娠期急性脂肪肝、病毒性肝炎、妊娠期肝内胆汁淤积症等。

临床上一旦怀疑为 HELLP 综合征,就应尽快进行产时床旁超声,对腹部相关脏器进行检查,以了解病情及其严重程度。

(二)预后

HELLP 综合征孕产妇必须住院治疗,尽快终止妊娠。HELLP 综合征预后不一,孕产妇预后与全身系统受损严重程度有关,胎儿的预后与其受累孕周有关。

❀ 思考题

(1)HELLP 综合征的特征是什么?
(2)HELLP 综合征需与什么疾病进行鉴别诊断?

(郑新颖)

❀ 第六节 妊娠期急性脂肪肝 ❀

一、概述

妊娠期急性脂肪肝(acute fatty liver of pregnant,AFLP)是一种罕见但病情危急的产科特有疾病,发生率为 1/7000~1/6000,一般发生于妊娠 30~38 周,以妊娠 35 周左右的初产妇居多,致死率高,对母儿安全构成严重威胁。AFLP 的主要特点是肝细胞在短时间内大量快速脂肪变性,以黄疸、凝血功能障碍和肝功能急剧衰竭为主要临床特征,同时伴有大脑、肾脏、胰腺等多种脏器功能不全。

AFLP 的经典病理特征:肝脏总体结构未改变,肝细胞内微泡型脂肪浸润、肿胀;细小的脂肪滴围绕细胞核分布,因而胞质呈泡沫状。

AFLP 常见的临床症状:恶心呕吐、上腹部不适、黄疸。

AFLP 常见的实验室异常指标:血清总胆红素高,转氨酶升高,白细胞计数增多,凝血功能异常,肾功能异常,血糖降低;25.0%~80.0%的孕妇肝脏超声检查提示腹水或明亮肝。

AFLP 的临床症状与体征都缺乏特异性,确诊十分困难。一旦确诊,应迅速终止妊娠和采取最大限度的支持治疗,保证血容量和正常血糖及电解质平衡,纠正 DIC。

二、超声诊断

超声引导肝组织活检是诊断 AFLP 的"金标准",但穿刺是有创性的,因此在临床实践中很少使用。推荐临床医师使用 Swansea 标准(表 5-6-1)进行诊断,血常规、肝功能及凝血功能检查作为门诊一线筛查指标,上消化道表现、肾功能、肝脏超声检查、低血糖等可作为评估病情的指标。产时一旦怀疑 AFLP,需做腹部超声检查以评估病情。

推荐妊娠 35~37 周作为门诊筛查时机,妊娠期出现明显的乏力、恶心、呕吐等不适症状者应立即进行门诊筛查。肝脏超声检查是一种安全的评估妊娠期肝脏异常的手段,是影像学筛查的首选方式,表现为回声正常或者弥漫性回声增强,呈"明亮肝"(图 5-6-1);亦有局部脂肪沉积的报道,部分病例可出现腹水;常于产后一个月缓解,少数病例可持续进展甚至引发肝衰竭。

表 5-6-1　AFLP 的 Swansea 标准

类别	诊断标准
临床症状	呕吐
	腹痛
	烦渴或多尿
	肝性脑病
生化指标	胆红素>14 μmol/L(0.8 mg/dL)
	血糖<4 mmol/L(72 mg/dL)
	尿酸>340 μmol/L(5.7 mg/dL)
	白细胞计数>11×10⁹/L
	转氨酶>42 U/L
	血氨>47 μmol(27.5 mg/dL)
	血清肌酐>150 μmol(1.7 mg/dL)
	PT>14 s 或 APTT>34 s
超声检查	腹水或明亮肝
肝组织活检	微泡性脂肪变性

注:14 项中符合 6 个及以上条目即可诊断 AFLP。

PT——prothrombin time,凝血酶原时间。

APTT——partial thromboplastin time,部分凝血活酶时间。

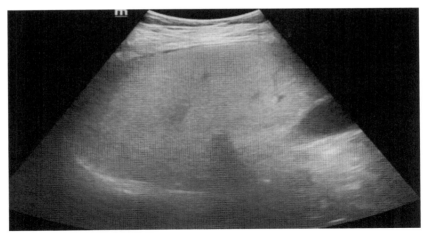

图 5-6-1 肝脏回声增强

三、鉴别诊断及预后

(一)鉴别诊断

AFLP 需与其他引起肝功能异常的疾病相鉴别,包括病毒性肝炎、妊娠期肝内胆汁淤积症、HELLP 综合征、子痫和先兆子痫等。

(二)预后

AFLP 作为一种妊娠特有的疾病,尽快终止妊娠是改善母儿结局的唯一手段。AFLP 是一种产后自限性疾病,大部分 AFLP 孕妇的临床症状,以及血常规、肝肾功能、凝血功能等实验室指标在产后可逐渐恢复正常。但是,也有一部分 AFLP 孕妇在终止妊娠后病情会进一步加重,引发不良临床结局。

❋ 思考题

1. AFLP 的诊断标准是什么?
2. 超声如何评估 AFLP,以及 AFLP 的超声表现是什么?

(郑新颖)

第七节　子宫破裂

一、概述

子宫破裂指妊娠晚期或分娩期子宫壁部分或全层裂开，是直接危及产妇及胎儿生命的严重并发症。据近年来的报道，子宫破裂约占孕产妇死亡率的12%，占围产儿死亡率的9%。子宫破裂的高危因素包括瘢痕子宫、梗阻性难产、前列腺素或缩宫素使用不当、产科操作不当、先天性子宫畸形、胎盘因素、外部创伤等。典型的临床特征包括胎心率异常、产前剧烈腹痛、阴道流血、母体低血容量性休克、大出血等。但是，妊娠期子宫破裂的临床症状常常缺乏特异性，症状、体征表现不明显，易与急性阑尾炎、急性胰腺炎等急腹症相混淆。

二、超声诊断

（一）完全性子宫破裂

（1）妊娠期和分娩期子宫破裂口较大，子宫收缩成球形。

（2）子宫肌层及浆膜层连续性中断，偏向一侧。

（3）胎儿、胎儿肢体或部分肢体、胎盘、羊水可娩入腹腔。

（4）妊娠期和分娩期子宫破裂口较小的，胎儿一般情况无特殊变化，胎儿及胎儿附属器官位于宫腔内；子宫肌层及浆膜层连续性中断，但中断处可见无回声积液，腹腔内可见游离液暗区（图5-7-1）。

【案例】

女性，35岁，孕24周，因计划外妊娠要求终止妊娠，既往两次剖宫产史，于利凡诺羊膜腔注射后一日出现下腹剧痛，伴少量阴道出血。

（1）子宫前壁下段原剖宫产手术切口处见连续性中断（红色箭头所指处）。

（2）胎头位于腹腔内子宫外。

（3）术中可见子宫下段一横行裂口斜行延伸至右下方，长约10 cm，胎头及上半躯干肢体自子宫膨出于腹腔。

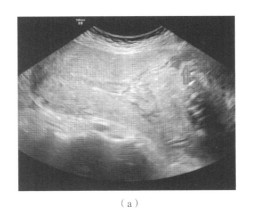

（a）

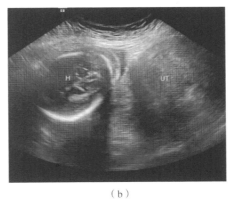

（b）

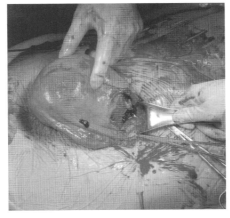

（c）

注：UT—子宫；H—胎头

图 5-7-1　完全性子宫破裂（彩图见附录）

（二）不完全子宫破裂

（1）子宫肌层部分或全部裂开，超声表现为子宫下段前壁局部肌层连续性中断，浆膜层紧贴膀胱后壁，子宫浆膜层连续性完整。

（2）宫腔与腹腔不相通，腹腔内无明显积液。

（3）宫内胎儿多存活。

三、鉴别诊断与临床意义

（一）鉴别诊断

完全性子宫破裂需与以下几种妊娠期急腹症相鉴别。

（1）胎盘早剥：主要表现为突发持续性腹痛或背痛，超声可见胎盘与子宫肌壁间不规则高回声区或液性低回声区。

（2）妊娠期急性脂肪肝：起病急骤，病情危重，超声表现为肝实质回声细密增强，腹腔积液。

（3）急性阑尾炎：妊娠期阑尾位置随子宫增大而逐渐上移，临床表现不典型，易漏诊或误诊；超声表现为右下腹直径＞6 mm、不可压缩且有盲端的管状结构，管壁水肿增厚。

（4）输尿管结石：临床表现为突发腰痛或下腹痛，多呈阵发性，常伴膀胱刺激征，直接超声表现为输尿管内强回声，后方伴声影，彩色多普勒可见快闪伪像；间接表现为强回声以上部位输尿管扩张、肾盂积水。

（5）急性胰腺炎：发病前常有饮酒、饱食或高脂肪进食史，消化道症状明显；超声特点为胰腺弥漫均匀性增大或胰腺内部回声不均；实验室检查显示血清、尿淀粉酶水平升高。

（二）临床意义

子宫破裂是产科危急并发症之一，产时床边超声检查具有无辐射、经济方便、可移动、及时诊断等优点，是产科诊断子宫破裂的首选方法，可为临床提供及时、准确的诊断信息，为患者抢救赢得时间。因此，产时超声对诊断和指导治疗子宫破裂有着重要的临床意义。

胎盘前置、胎盘植入、血管前置、胎盘早剥和子宫破裂都涉及失血或出血性休克，如何快速评估至关重要。研究证实，可采用创伤超声评估（focused assessment with sonography for trauma，FAST）方法（图 5-7-2）对腹部重点部位（肝周、脾周、心包、盆腔周围）进行快速排查，确定是否存在游离液体（通常是积血）及出血（失血）严重程度，其敏感性和特异性高达 90％以上；还可以通过下腔静脉塌陷指数（collapsible index of inferior vena cava，IVC-CI）来评估失血程度（图 5-7-3），一般 IVC-CI＞50％则提示血容量不足，必要时可通过锁骨下静脉塌陷指数进行评估（图 5-7-4）。

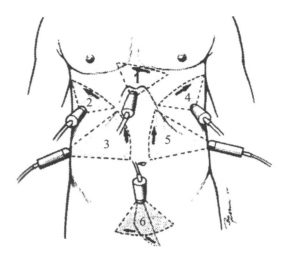

图 5-7-2　FAST 方法

（资料来源：吕国荣，杨舒萍．肺部急重症超声［M］.北京：北京大学医学出版社，2018：16.）

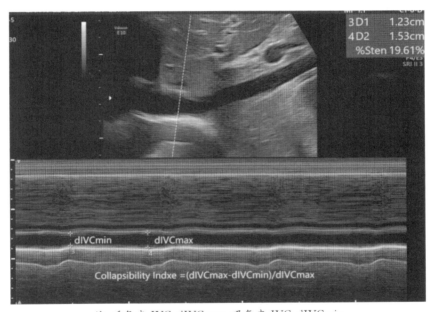

注：呼气末 IVC：dIVCmax；吸气末 IVC：dIVCmin

IVC-CI＝（dIVCmax—dIVCmin）/dIVCmax

图 5-7-3　下腔静脉塌陷指数

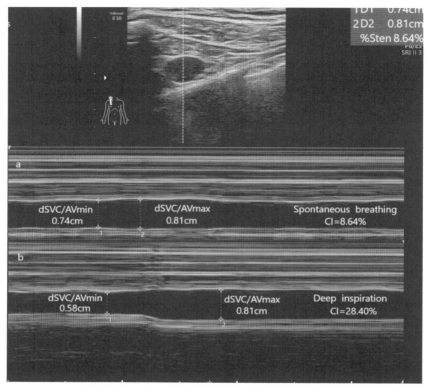

图 5-7-4　锁骨下静脉塌陷指数

❋ 思考题

　1. 子宫破裂的高危因素有哪些？

　2. 子宫破裂的超声声像特征有哪些？

（廖瑞碧）

❋ 第八节　胎盘残留 ❋

一、概述

(一)定义

胎盘残留是指产后 30 分钟胎盘未完全排出而残留于宫腔内的产后并发症,是引起产后出血、宫腔感染的主要原因。产妇分娩时子宫收缩乏力或子宫收缩不协调可导致胎盘部分未剥离或剥离后滞留。

(二)胎盘残留的危险因素

危险因素包括人流或宫腔镜等宫腔操作史、孕产史、剖宫产史、宫缩乏力等。

(三)临床表现

主要临床表现为产后不规则阴道流血、腹痛、感染等,流血量时多时少,可夹杂血块;患者血清 hCG 水平可升高或正常。

二、超声诊断

宫腔内胎盘残留的诊断需结合病史,如是否有胎盘娩出不完整、手剥胎盘、副胎盘、剖宫产合并前置胎盘、产前超声诊断胎盘植入等,超声表现如下所示:

(1)子宫体不同程度增大或正常,与残留的胎盘大小范围有关。

(2)子宫内膜回声不均匀增厚,宫腔内可见混合回声团块,团块大部分呈中高回声,内部回声均匀或不均匀,与子宫肌层分界清,如图 5-8-1 所示。当胎盘与子宫肌层分界不清,胎盘后方肌层变薄或消失时,需警惕胎盘粘连或胎盘植入的可能,如图 5-8-2 所示。

(3)彩色多普勒于病灶内部及周边探及点状、短条状血流,当胎盘完全剥离但滞留于宫腔内时无血流信号显示。若病灶内部或周边肌层可见丰富的血流信号,则需警惕胎盘粘连或胎盘植入的可能。联合应用超声造影可清晰显示宫腔内残留病灶的微小血管及病灶与子宫肌层关系,提高胎盘残留伴胎盘植入的检出率。

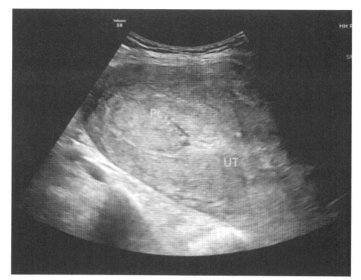

（a）产后子宫增大，宫腔内见中高回声团，边界清

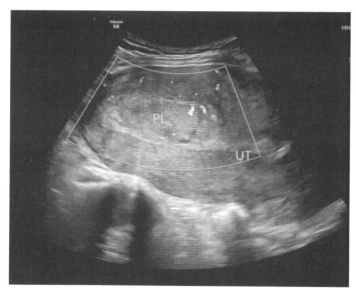

（b）彩色多普勒显示中高回声团内见短条状血流信号

注：UT—子宫；PL—胎盘

图 5-8-1　产后胎盘残留（彩图见附录）

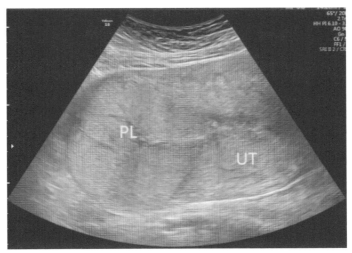

（a）产后子宫增大，宫腔底部见中高回声团，周围肌层明显变薄，局部肌层几乎消失

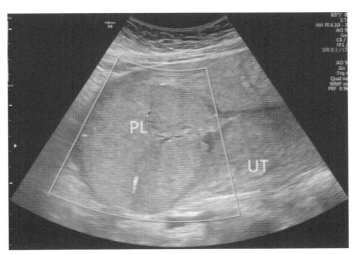

（b）彩色多普勒显示中高回声团内见条状血流信号

注：UT—子宫；PL—胎盘

图 5-8-2 产后胎盘残留合并胎盘植入（彩图见附录）

三、鉴别诊断与临床意义

(一)鉴别诊断

(1)宫腔内凝血块：在产后子宫很常见，表现为宫腔内混合回声，内回声不均，与子宫肌层分界清，彩色多普勒没有血流信号显示；短期内复查凝血块大小、内部回声，可有改变。

（2）妊娠滋养细胞疾病：可继发于葡萄胎、流产、足月妊娠或异位妊娠后，于宫腔及肌层内可见不均质中高回声或蜂窝状混合回声，边界不清，无包膜，彩色多普勒可见丰富的血流信号，可探及低阻血流频谱；患者血清 hCG 水平常异常升高。

（3）黏膜下子宫肌瘤：多于妊娠前即存在，超声表现为宫腔内低回声团块，边界清，内回声均匀或不均匀，周边可探及半环状血流信号，内部可见点条状血流信号。

（4）子宫内膜息肉：多于妊娠前即存在，超声表现为宫腔内中高回声团，单发或多发，呈水滴状、椭圆形或条索状，边界清，内回声均匀，当息肉内腺体扩张时可见多发小的无回声，彩色多普勒于息肉蒂部可见条状血流信号。

（二）临床意义

产时超声可以及时发现胎盘残留，减少产后大出血、感染等并发症，有助于及时处理，可减少产妇不适。

❋ 思考题

1. 产后胎盘残留的超声表现包括哪些？
2. 产后胎盘残留需与哪些疾病相鉴别？

（江秋霞）

❋第九节　羊水栓塞❋

一、概述

羊水栓塞（amniotic fluid embolism，AFE）是一种罕见的、难以预测的、灾难性的、产科特有的临床综合征，可导致母儿残疾甚至死亡等严重的不良结局。AFE 的发病机制尚不明确。目前的研究认为，当母胎屏障破坏时，羊水成分进入母体循环，胎儿的异体抗原激活母体的炎症介质可引发炎症、免疫等瀑布样级联反应，从而引起全身炎症反应综合征，包括心肺衰竭和凝血功能障碍。

AFE 通常起病急，70％发生在产程中，30％发生在分娩后，其中 11％发生在经阴道分娩后，19％发生于剖宫产术中及术后；通常在分娩过程中或产后立即发生，大多发生在胎儿娩出前 2 h 内及胎盘娩出后 30 min 内。AFE 患者的临床表现多样，30％～40％的 AFE 孕产妇会出现非特异性的前驱症状，有的患者会出现严重的胎儿心动过缓。AFE 的典型临床表现为产时、产后出现突发的低氧血症、低血压和凝血功能障碍。

AFE 病情发展迅速，重者可迅速出现呼吸和心脏衰竭并大出血，医院需建立 AFE 应急团队及制定和实施相应的应急预案,并常规进行培训、模拟演练和案例评审。AFE 的治疗主要采取生命支持、对症治疗和器官功能保护,高质量的心肺复苏和纠正 DIC 至关重要。

二、超声诊断

目前,国际尚无统一的 AFE 诊断标准和实验室诊断指标。AFE 的确诊主要基于临床诊断和排除诊断。分娩过程中或胎儿娩出后短时间内出现喘憋、血压下降、发绀、心肺功能衰竭、心搏骤停,或由 DIC 引起产后大出血且无其他原因可以解释,应考虑 AFE 的可能。

国际 AFE 登记研究中的诊断标准要求具备以下五项条件:①急性发生的低血压或心搏骤停;②急性低氧血症,呼吸困难,发绀或呼吸停止;③凝血功能障碍,血管内凝血因子消耗或纤溶亢进的实验室证据,或临床上表现为严重的出血,但无其他原因可以解释;④上述症状发生在分娩、剖宫产术、刮宫术或产后短时间内(多数发生在胎盘娩出后 30 min 内);⑤对上述出现的症状和体征不能用其他疾病来解释。

AFE 诊断标准适合在抢救成功后或者分娩结束后、病程结束后做病例讨论分析时使用,但在抢救患者时,如果满足这五个条件才开始诊断,则有可能会延误最佳诊疗时机。

若 AFE 发生在胎儿娩出前,抢救孕妇的同时应及时终止妊娠。产时超声检查可以即时监测胎儿宫内安危、评估孕产妇心功能及血容量状态等。应采取多器官超声检查来进行诊断与鉴别诊断,进行以重症超声为基础的目标导向性流程方案,包括针对急性循环衰竭的肺超声介导的限制性液体管理(fluid administration limited by lung sonography,FALLS)方案,如图 5-9-1 所示;针对呼吸困难的床旁急诊肺超声(bedside lung ultrasound emergency,BLUE)方案,如图 5-9-2 所示;针对心肺复苏的心脏超声生命支持评估(Focused echocardiographic evaluation in life support,FEEL);针对休克的快速超声评估方案(rapid ultrasound in shock,RUSH);等等。

三、鉴别诊断及预后

(一)鉴别诊断

AFE 是排除性诊断,需要排除心力衰竭、肺栓塞、空气栓塞、心肌梗死、心律失常、围产期心肌病、主动脉夹层、脑血管意外、药物引发的过敏反应、输血反应、麻醉并发症、子宫破裂、胎盘早剥、子痫等疾病。

(二)预后

AFE 的处理原则以维持生命体征和保护器官功能为主,产科早期的精准治疗与母儿预后息息相关。AFE 较罕见,病死率高,诊断和治疗经验相当有限,及时、正确地诊治本病可改善母胎预后，对降低孕产妇死亡率有重要意义。

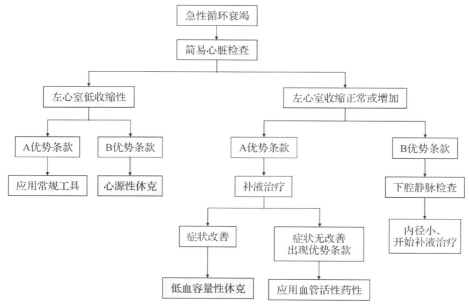

图 5-9-1　针对急性循环衰竭评估与治疗的方案（FALLS）

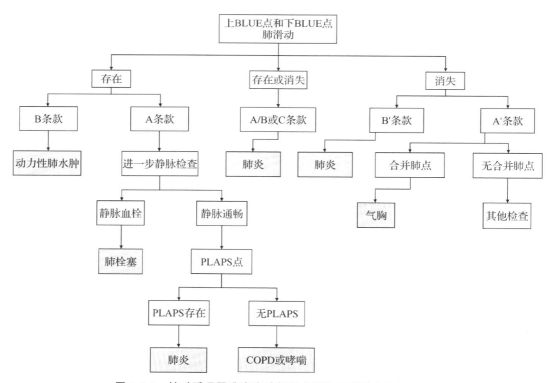

图 5-9-2　针对呼吸困难床旁肺部超声评估流程的方案（BLUE）

❈ 思考题

    1. AFE 的诊断标准是什么?

    2. 产时超声如何对 AFE 进行评估?

(郑新颖)

本章小结

    狭义的产时超声是指分娩过程中的超声检测及可视化,广义的产时超声包括产房内的床旁超声检查,超声无疑是最好的工具。

    产房内的超声可以评估各种病理性妊娠,亦可评估各种产科急危重症,包括各种评估方法,如 FALLS、BLUE、RUSH 等,这些都为临床处理提供了极其有效的方法,确保分娩过程中的母婴安全。

参考文献

[1] SILVER R M. Abnormal placentation: placenta previa, vasa previa, and placenta accrete[J]. Obstet Gynecol,2015,126(3):654-668.

[2] 中华医学会妇产科学分会产科学组. 前置胎盘的诊断与处理指南(2020)[J].中华妇产科杂志,2020,55(1):3-8.

[3] JAUNIAUX E, ALFIREVIC Z, BHIDE A G, et al. Placenta praevia and placenta accreta:diagnosis and management:Green-top Guideline No. 27a[J]. BJOG,2019,126(1):e1-e48.

[4] SILVER R M. Abnormal placentation: placenta previa, vasprevia, and placenta accrete[J]. Obstet Gynecol,2015,126(3):654-668.

[5] MATSUZAKI S,KIMURA T. Vasa previa[J]. N Engl J Med,2019,380(3):274.

[6] 郭晓玥,邵珲,赵扬玉. 前置血管 25 例临床分析[J]. 实用妇产科杂志,2018,34(7):519-522.

[7] SILVER R M. Abnormal placentation: placenta previa, vasa previa, and placenta accreta[J]. Obstet Gynecol,2015,126(3):654-668.

[8] MELCER Y,MAYMON R,JAUNIAUX E. Vasa previa:prenatal diagnosis and management[J]. Curr Opin Obstet Gynecol,2018,30(6):385-391.

[9] 李胜利,罗国阳. 胎儿畸形产前诊断学[M]. 北京:科学出版社,2017:874-877.

[10] 谢红宁. 妇产科超声诊断学[M]. 北京:人民卫生出版社,2005:176-179.

[11] GUILIANO M,CLOSSET E,THERBY D,et al. Signs, symptoms and

complications of complete and partial uterine ruptures during pregnancy and delivery[J]. Eur J Obstet Gynecol Reprod Biol,2014,179:130-134.

[12]梁美玲,李胜利. 胎盘植入的产前超声新进展[J]. 中华医学超声杂志(电子版),2018,15(8):569-578.

[13]李胜利,罗国阳. 胎儿畸形产前诊断学[M]. 北京:科学出版社,2017:877-879.

[14]陈娇. 妇产科超声诊断图谱[M].3 版. 北京:北京科学技术出版社,2020:308.

[15]FADL S A,LINNAU K F,DIGHE M K. Placental abruption and hemorrhage-review of imaging appearance[J]. Emerg Radiol,2019,26(1):87-97.

[16]CUNNINGHAM F G,LEVENO K L,BLOOM S L,et al. Williams Obstetrics[M]. 25th ed. New York:McGraw-Hill Education,2018,85-86.

[17]沈铿,马丁. 妇产科学[M].3 版. 北京:人民卫生出版社,2015:138-139.

[18]SIBAI B M,RAMADAN M K,USTA I,et al. Maternal morbidity and mortality in 442 pregnancies with hemolysis elevated liver enzymes and low platelets(HELLP syndrome)[J]. Am J Obstet Gynecol,1993,169:1000-1006.

[19]杨怡珂,漆洪波. 美国妇产科医师学会(ACOG)"妊娠期高血压和子痫前期指南2019 版"要点解读(第一部分)[J]. 中国实用妇科与产科杂志,2019(8):895-899.

[20]中华医学会妇产科学分会产科学组. 妊娠期急性脂肪肝临床管理指南(2022)[J]. 临床肝胆病杂志,2022,38(4):776-783.

[21]GOEL A,RAMAKRISHNA B,ZACHARIAH U,et al. How accurate are the Swansea criteria to diagnose acute fatty liver of pregnancy in predicting hepatic microvesicular steatosis?[J]. Gut,2011,60(1):138-139;author reply 139-140.

[22]LAMPRECHT A,MORTON A,LAURIE J,et al. Acute fatty liver of pregnancy and concomitant medical conditions:A review of cases at a quaternary obstetric hospital[J]. Obstet Med,2018,11(4):178-181.

[23]JOUEIDI Y,PEOCH K,LE LOUS M,et al. Maternal and neonatal outcomes and prognostic factors in acute fatty liver of pregnancy[J]. Eur J Obstet Gynecol Reprod Biol,2020,252:198-205.

[24]TANOS V,TONEY Z A. Uterine scar rupture- prediction,prevention,diagnosis, and management[J]. Best Pract Res Clin Obstet Gynaecol,2019,59:115-131.

[25]TONG C,GONG L,WEI Y,et al. Ultrasonic diagnosis of asymptomatic rupture of uterine in second trimester of pregnancy after laparoscopic surgery for interstitial pregnancy:a case report[J]. BMC Pregnancy Childbirth,2021,21(1):375.

[26]费敬英,陆敏姣,单华英,等. 超声检查在中晚期妊娠急腹症中的应用[J]. 全科医学临床与教育,2014,5(12):342-343.

[27]ZHANG J,CRITCHLEY L. Inferior vena cava ultrasonography before general anesthesia can predict hypotension after induction[J]. Anesthesiology,2016,124(3):580-589.

［28］CHOI M H，CHAE J S，LEE H J，et al. Pre-anaesthesia ultrasonography of the subclavian/infraclavicular axillary vein for predicting hypotension after inducing general anaesthesia：a prospective observational study［J］. European Journal of Anaesthesiology，2020，37（6）：1.

［29］吕国荣，杨舒萍．肺部急重症超声［M］.北京：北京大学医学出版社，2018：16.

［30］谢幸，孔北华，段涛．妇产科学［M］.9 版．北京：人民卫生出版社，2018：153.

［31］熊雯，罗红，陈琴，等．超声造影在胎盘残留诊断中的临床应用价值［J］.中华医学超声杂志（电子版），2016，13（8）：593-597.

［32］中华医学会妇产科学分会产科学组．羊水栓塞临床诊断与处理专家共识（2018）［J］.中华产科急救电子杂志，2019，8（1）：32-37.

［33］SMFM（Society for Maternal-Fetal Medicine），PACHECOL D，SAADE G，et al. Amniotic fluid embolism：diagnosis and management［J］. Am J Obstet Gynecol，2016，215（2）：16-24.

［34］刘爽，吴青青．重症超声在产科领域的应用［J］.中华医学超声杂志（电子版），2017，14（9）：4.

［35］吕国荣，柴艳芬．危重症超声诊断学［M］.北京：人民卫生出版社，2018：39-40.

［36］吕国荣，杨舒萍．肺部急重症超声［M］.北京：北京大学医学出版社，2018：100-120.

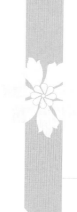

第六章 | 产时多普勒超声

【学习目标】
1. 掌握:产科多普勒评估胎儿宫内安危的方法。
2. 掌握:产时多普勒超声评估胎儿宫内窘迫的方法及意义。

❋ 第一节　产科多普勒超声监测胎儿宫内窘迫 ❋

一、历史与背景

20 世纪 70 年代,超声血管探测仪开始应用于胎儿心脏听诊;80 年代初,多普勒超声开始应用于产科;2000 年,运用彩色多普勒超声检查胎儿-胎盘循环、子宫动脉、胎儿脑血管、静脉导管、胎儿缺氧时血流动力学变化等的研究陆续开展。

胎儿宫内窘迫在产科较为常见,发病率高,是引起围产期残障和死亡的主要原因,包括心衰、混合性酸中毒及电解质紊乱、吸入性肺炎、宫内生长受限、新生儿缺氧缺血性脑病、脑瘫等。慢性的胎儿宫内缺氧是胎儿长大成人后肥胖、高血压、糖尿病、代谢综合征、冠心病等慢性疾病的主要病因和易感因素。多普勒超声能评估母体、胎盘和胎儿的血流情况,在胎儿宫内窘迫时可出现血流动力学异常。

二、检测方法与指标

产科多普勒超声需要使用中高档仪器,可自动或手动测量血流频谱,测量参数包括收缩期峰值流速(peak systolic velocity,PSV)、舒张末期流速(end diastolic velocity,EDV)、平均流速(mean velocity,MV)、搏动指数(pulse index,PI)、阻力指数(resistance index,RI)等。其中,PI=[(PSV—DVmin)/MV],RI=[(PSV—EDV)/PSV]。一般采用凸阵

探头,频率 2～5 MHz。测量时需注意:①胎儿活动和子宫收缩会影响血流动力学,所以应避免在胎儿活动或子宫收缩期间测量血流频谱;②测量时血流与声束夹角<20°;③取样门相对增宽,以确保能够记录到最大流速;④壁滤波尽量调低,以获取最低流速;⑤调节多普勒频率,以优化声束分辨力;⑥调节脉冲重复频率,使频谱占据约 3/4 屏幕;⑦连续记录 6～8 个心动周期;⑧增益调节以不出现背景噪声为准;⑨彩色标尺设置为红色显示血流朝向探头,蓝色显示血流背离探头。2021 年,国际妇产科超声学会(International Ultrasound Society in Obstetrics and Gynecology,ISUOG)更新了产科多普勒操作指南,测量对象包括子宫动脉、大脑中动脉、脐动脉、静脉导管。

(一)子宫动脉

子宫动脉为髂内动脉前干的分支,发出后向前下走行,在宫颈内口水平横跨输尿管,分为向上的宫体支和向下的宫颈-阴道支,宫体支进一步发出弓状动脉进入子宫。测量时,将探头纵向放置于左下腹或右下腹,并稍向内侧和足侧倾斜,利用彩色多普勒超声显示子宫动脉与髂内动脉汇合处,取样框放置在汇合点下游 1 cm 处。需要注意的是,随着妊娠进展,子宫右旋,左、右侧子宫动脉的走行会变得不对称。子宫动脉的血流情况可反映母体侧子宫、胎盘功能。随着妊娠进展,胎盘阻力进行性减小,子宫动脉舒张期血流不断增加。若出现舒张期血流减少,则应警惕不良围产期结局(图 6-1-1)。

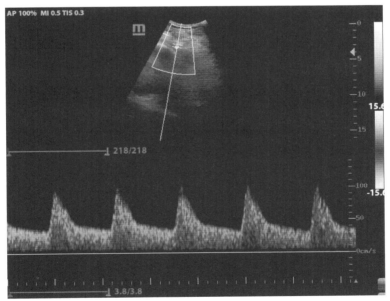

(a)正常血流频谱

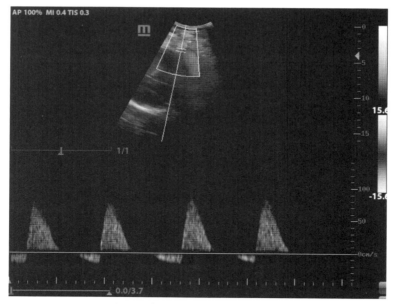

（b）异常血流频谱、舒张期血流反向

图 6-1-1　子宫动脉多普勒超声测量（彩图见附录）

（二）大脑中动脉

取胎头蝶骨大翼水平横断面,用彩色多普勒超声显示 Willis 环,适当放大,让彩色取样框包绕大脑中动脉(middle cerebral artery,MCA),测量位置为 MCA 近段 1/3。在缺氧、血氧饱和度降低时,MCA 搏动指数(PI)和阻力指数(RI)显著降低。测量时如发现 MCA 舒张期反向血流,应分三类情况考虑:①短暂性或功能性 MCA 舒张期反向血流,发作时间短,一般仅 2～3 min,与三尖瓣反流、胎儿呃逆、心律失常、胎头受压、妊娠糖尿病服用药物有关,预后较好;②持续性或器质性 MCA 舒张期反向血流,发作时间长,可持续半小时以上,常见于胎儿缺氧、脑积水、贫血,预后差;③特发性 MCA 舒张期反向血流,发作机制不明,特点与功能性 MCA 舒张期反向血流相似,预后较好(图 6-1-2)。但是,MCA 的变化对许多生理、病理反应都极其敏感,易出现假阳性结果,单独使用 MCA 诊断胎儿缺氧并不是一个很好的选择。

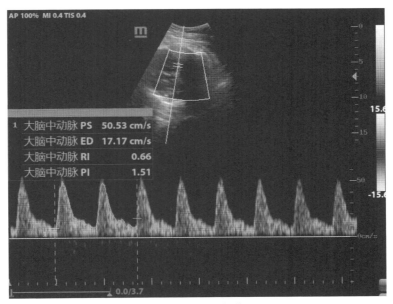

（a）正常血流频谱

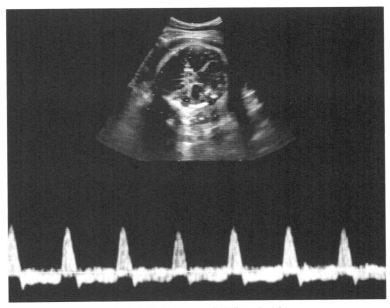

（b）异常血流频谱，舒张期血流反向

图 6-1-2　大脑中动脉多普勒超声测量（彩图见附录）

(三)脐动脉

取脐动脉（umbilical artery，UA）游离段，适当放大进行测量。脐动脉反映胎儿侧胎盘功能，在缺氧、血氧饱和度降低时，UA-PI 和 RI 升高，脐动脉舒张期血流减少、消失或反向提示胎儿侧胎盘功能不良(图 6-1-3)。

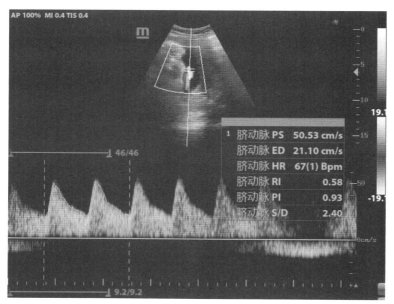

（a）正常血流频谱

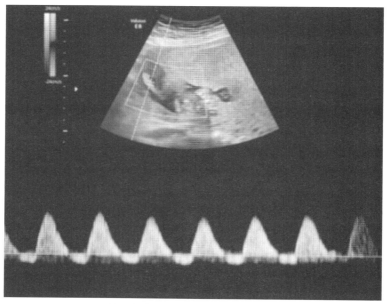

（b）异常血流频谱，舒张期血流反向

图 6-1-3　脐动脉多普勒超声测量(彩图见附录)

(四)脑-胎盘比值

1988 年,Arbeille 等首次提出脑-胎盘比值(cerebroplacental ratio,CPR),将其定义为

MCA-RI/UA-RI,正常情况下,脑阻力较胎盘阻力高,CPR>1。子宫收缩可增大胎盘阻力,引起血流灌注减少,可造成短暂的胎儿缺氧。在缺氧时,重要器官如大脑、心脏及肾上腺的血管扩张,阻力减小,以保证充足的血供,而四肢、肠道及肾脏的血管收缩,阻力增大,以减少血流灌注:这种自身调节称为"脑保护效应",此时 CPR<1。后来,也有研究使用MCA-PI/UA-PI 计算 CPR。由于同时利用了 MCA 和 UA 的检查结果,因此,CPR 在诊断胎儿缺氧方面较单独使用 MCA 或 UA 更具优势。

(五)静脉导管

静脉导管是胎儿脐静脉直接汇入下腔静脉的分支,是胎儿时期一条特殊的血流通道。在测量时,取胎儿上腹部斜横断面,利用彩色多普勒超声寻找静脉导管的峡部,此处血流速度最快,因此彩色血流明显亮于周围;将多普勒取样框置于流速最快处,声束与血流夹角最好为 0°,测量时应注意避免母体或胎儿的运动。另外,在测量时应避免 Valsalva 动作,因其可能会影响静脉导管的血流频谱。正常情况下,静脉导管的血流总是前向的,多普勒表现为心室收缩的 S 波、心室舒张早期的 D 波和心房收缩期的 A 波。缺氧时,"脑保护效应"可使静脉导管扩张,从脐静脉进入静脉导管的血流显著增加,汇入下腔静脉的血流量也相应增加,这是为了优先保证大脑和心脏等重要器官有足够的血供。此时,静脉导管阻力减小、流速加快(图 6-1-4)。另外,静脉导管 A 波若在中晚期妊娠中出现消失或反向,则提示胎儿不良围产期结局。

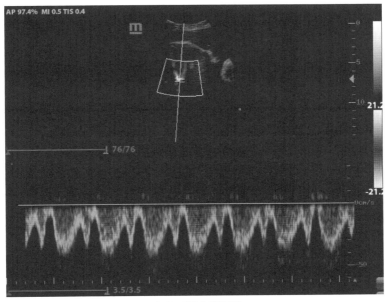

(a) 正常血流频谱

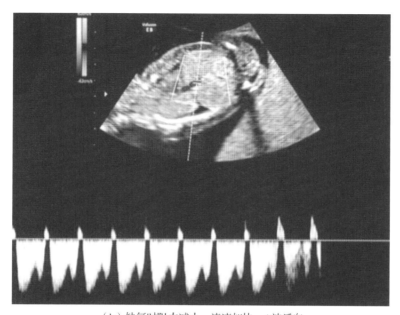

（b）缺氧时阻力减小、流速加快、A波反向

图 6-1-4　静脉导管多普勒超声测量（彩图见附录）

三、产科多普勒超声监测胎儿宫内窘迫

当胎儿缺氧时，血液先后历经三次转移：①颅内血液向大脑皮质转移；②胎盘内血液向颅内转移；③联合心排血量从右心向左心转移，此时右心流量/左心流量＜1。

根据缺氧时多普勒表现的不同可将缺氧分为四期：①多普勒静止期；②血流再分布早期；③血流动力学再分布进展期；④失代偿期。每期所对应的血液转移及最重要特征见表 6-1-1。

表 6-1-1　胎儿缺氧多普勒分期及对应特点

分期	对应血液转移	最重要特征
多普勒静止期	第一次转移	MCA 皮质下段（M2 段）PI 值下降，M2-PI/M1-PI＜2SD
血流再分布早期	第二次转移	脑保护效应出现，MCA-PI/UA-PI＜1.08 或 MCA-RI/UA-RI＜1
血流动力学再分布进展期	第三次转移	主动脉和/或 UA 舒张末期血流缺失，以及静脉导管和下腔静脉搏动指数升高，分别提示 80% 的胎盘绒毛血管受到破坏，以及房室压差明显增高
失代偿期	三次转移一步步将胎儿宫内储备耗尽	脑保护效应消失，CPR 上升；静脉导管血流反向，脐静脉出现血流搏动；进展到此期的胎儿预后差，常伴有胎心率异常和出生后严重的代谢性酸中毒

由此可见,胎儿缺氧是一个渐进发展的过程,不能仅靠一次多普勒检查就确定胎儿宫内窘迫。因此,有学者提出脑损害缺氧指数(hypoxia index,HI),计算 1 减去 MCA-RI/UA-RI 的差值,并与时间进行积分,这一指标既反映了缺氧的时间,又反映了缺氧的严重程度和累积效应,是目前预测新生儿缺氧缺血性脑病最有价值的参数,如图 6-1-5 所示。

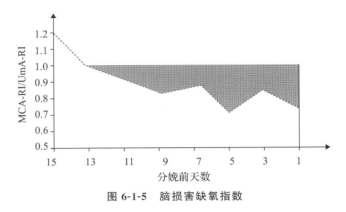

图 6-1-5　脑损害缺氧指数

对胎儿宫内窘迫的多普勒结果应综合分析,注意局部与整体、功能与结构之间的关系,具体问题具体分析,还要结合临床或其他检查结果进行综合判断。

❋ 思考题

1. 产科多普勒超声常用检测指标有哪些?
2. 胎儿缺氧分为哪几期,对应的彩色多普勒超声有何特点?

（张诗婕）

❋第二节　产时宫内多普勒超声监测❋

一、历史与背景

在分娩期间,子宫收缩可使子宫动脉血流减少 60%,胎盘血供急剧减少,可引起短暂的胎儿缺氧。产前胎盘功能损害者(如子痫或子痫前期)的产时胎儿窘迫风险可能会增加,但仍有 63% 的产时胎儿窘迫发生在无产前危险因素者身上,这可能是因为子宫收缩诱发了先前隐匿的胎盘功能不全。

过去 30 年间,产科护理水平不断提高,并且引入了产前和产时持续胎儿监测,但缺氧缺血性脑病(hypoxic ischemic encephalopathy,HIE)的发病率并未下降。产时胎儿窘迫是 HIE 发生的重要危险因素。HIE 患儿往往需要大量的医疗支持,这会增大患者家庭的经济负担和世界医疗保健体系的负担。为了预防 HIE 的发生,世界各地的产科中心使用胎儿心电图(cardiotocography,CTG)、ST 段分析、脉搏血氧饱和度等监测产时胎儿缺氧情况,并在神经损伤发生之前结束分娩。然而,与传统的听诊器间歇听诊相比,CTG 不但未能降低产后 HIE 的发生率,还导致产科干预率的升高。目前,用于产时胎儿监测的大部分技术对胎儿窘迫的阳性预测值都很低。因此,有些研究开始试图使用多普勒超声来评估产时胎儿宫内窘迫的风险。

二、检测方法与临床意义

产时评估胎儿宫内窘迫的方法与产前类似,但需注意应在宫缩间期进行测量,以避免宫缩造成的假阳性结果。

(一)大脑中动脉和脐动脉

大脑中动脉(middle cerebral artery,MCA)和脐动脉(umbilical artery,UA)是产科超声最常测量的两条血管(图 6-2-1)。当产时缺氧、血氧饱和度降低时,MCA-PI 和 RI 显著降低,UA-PI 和 RI 升高。虽然 MCA-PI 在因可疑缺氧而手术分娩的胎儿中较低,但单独使用 MCA 或 UA 来判断胎儿缺氧的效果并不理想。

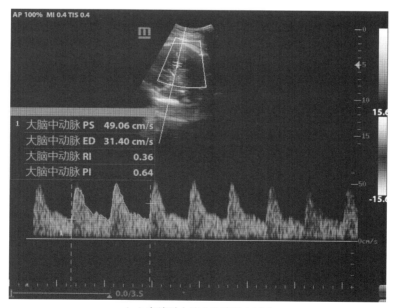

(a)宫缩时大脑中动脉阻力减小

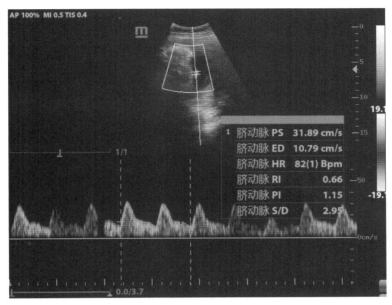

（b）宫缩时脐动脉阻力增大

图 6-2-1 产时宫缩状态下大脑中动脉和脐动脉血流频谱（彩图见附录）

(二)脑-胎盘比值

脑-胎盘比值(CPR)比单个指标更能反映胎儿缺氧情况,与不良结局的相关性更好。分娩前72 h 内 CPR<1.24 的胎儿,发生产时窘迫的风险更高。分娩时,在胎心监护异常的情况下,若同时伴有 CPR<1 持续超过 2 min,则建议进行剖宫产。研究表明,产时超声使用 CPR 作为检测指标可以有效降低剖宫产率。

(三)其他血管

1. 椎动脉

由于产时子宫收缩、胎头下降受压、胎头内旋转,胎儿颅内动脉显示受限,无法在所有胎儿身上获取标准的大脑中动脉测量切面,因此,椎动脉(vertebral artery,VA)或可作为反映颅内血供的替代血管。VA 承担了胎儿脑血供的30%,主要供应小脑和脑干,在缺氧时,VA 和 MCA 一样,受"脑保护效应"的影响而扩张。测量 VA 时胎儿脊柱在前,放大图像,仅显示胎头至上胸部,多普勒取样框设为 2～3 mm,脉冲重复频率设为 1.3～4.4 KHz,置于枕骨大孔与第一颈椎间,该水平 VA 向后绕过寰枕关节,声束能较好地与VA 平行(图 6-2-2)。

在一项针对 250 名孕妇在第二产程开始测得的胎儿 VA 多普勒血流动力学参数与脐动脉 pH 值的相关性研究中,发现 VA-PI 与脐动脉 pH 值直接相关,VA-PI 较低的胎儿随后出现病理性 CTG 结果的风险增加,即根据国际妇产科联合会(International

Federation of Gynecology and Obstetrics,FIGO)标准,在第二产程期间存在减速或基线变异减少(表 6-2-1)。Morano 等的研究团队认为,那些将出现病理性 CTG 结果的胎儿 VA-PI 下降约 10%,VA-PI 可能有助于评估疑似缺氧病例中的胎儿的健康状况。

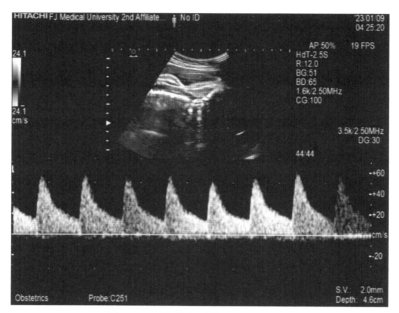

图 6-2-2 椎动脉测量(彩图见附录)

表 6-2-1 不同 CTG 组对应的椎动脉搏动指数(VA-PI)与脐动脉 pH(UA pH)

变量	VA-PI	UA pH	例数
正常 CTG	1.38±0.11	7.23±0.02	184
可疑异常 CTG	1.35±0.13	7.22±0.02*	41
病理性 CTG	1.26±0.08*	7.21±0.10*	25

注:* ——与正常组比有差异。

2. 脐静脉

脐静脉(umbilical vein,UV)为胎儿提供来自胎盘的氧合良好的血液,在生理条件下,UV 多普勒显示为均匀、无搏动的血流频谱(图 6-2-3)。脐静脉流量(mL/min·kg^{-1})=流速(cm/s)×0.3×横截面积(mm^2)/估测胎儿体重(kg)。其第 20 至第 80 百分位为 48.5～73.4 mL/min·kg^{-1}。研究表明,若脐静脉流量减少,或胎心监护异常的同时伴有 UV 搏动,则胎儿窘迫风险增大。但是与 CPR 相比,脐静脉流量测量较为麻烦,且预测胎儿窘迫的能力较差。

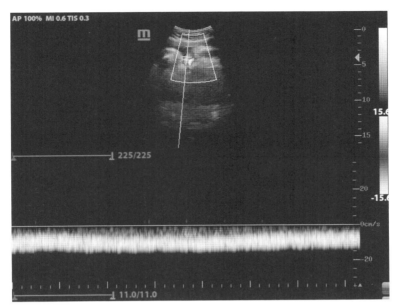

图 6-2-3 脐静脉血流频谱(彩图见附录)

三、局限性

目前,产时多普勒超声尚缺乏正常参考值,各项研究之间使用的截断值也不同,给循证医学带来了困难,也限制了临床应用。大多数多普勒超声研究主要集中在分娩发动之前,关于第一产程和第二产程的多普勒超声还需要更多的探索与研究。

✳ 思考题

1. 简述脑-胎盘比值在产时超声的应用。
2. 产时多普勒超声可检测哪些血管?

(张诗婕)

本章小结

产时超声的另一个重要领域就是评估胎儿在宫内及分娩过程中的安危,而多普勒超声是最重要的检查手段之一。

本章主要介绍了产前多普勒超声评估胎儿宫内安危的方法,并进一步将这种方法应用于评估产时胎儿安危,有助于指导分娩方式的选择和处理。

评价胎儿宫内和分娩过程胎儿安危主要的多普勒超声检测方法包括测量子宫动脉、脐动脉、大脑中动脉、静脉导管等的血流动力学参数。

脐动脉搏动指数、脑-胎盘比值可能是胎儿宫内安危较好的评估指标。

参考文献

[1] BHIDE A，ACHARYA G，BASCHAT A，et al. ISUOG Practice Guidelines (updated)：use of Doppler velocimetry in obstetrics[J]. UltrasoundObstet Gynecol，2021,58(2):331-339.

[2] 吕国荣. 胎儿颅脑和心脏畸形超声诊断[M]. 北京:北京大学医学出版社,2010:378-465.

[3] PRIOR T，KUMAR S. Expert review：identification of intra-partum fetal compromise[J]. Eur J Obstet Gynecol Reprod Biol,2015,1901-1906.

[4] KASSANOS D,SIRISTATIDIS C,VITORATOS N,et al. The clinical significance of Doppler findings in fetal middle cerebral artery during labor[J].Eur J Obstet Gynecol Reprod Biol,2003,109(1):45-50.

[5] TCHIRIKOV M,SCHRÖDER H J,HECHER K. Ductus venosus shunting in the fetal venous circulation：regulatory mechanisms,diagnostic methods and medical importance[J]. Ultrasound Obstet Gynecol,2006,27(4):452-261.

[6] 吕国荣. 胎儿颅脑和心脏畸形超声诊断[M]. 北京:北京大学医学出版社,2010:145-234.

[7] CHAINARONG N，PETPICHETCHIAN C. The relationship between intrapartumcerebroplacental ratio and adverse perinatal outcomes in term fetuses [J]. Eur J Obstet Gynecol Reprod Biol,2018,228:82-86.

[8] PRIOR T，MULLINS E，BENNETT P，et al. Prediction of intrapartum fetal compromise using thecerebroumbilical ratio：a prospective observational study[J]. Am J Obstet Gynecol,2013,208(2):124. el-124. e6.

[9] SIRISTATIDIS C，KASSANOS D，SALAMALEKIS G，et al. Cardiotocography alone versus cardiotocography plus Doppler evaluation of the fetal middle cerebral and umbilical artery for intrapartum fetal monitoring：a Greek prospective

controlled trial[J]. JMatern Fetal Neona,2012,25(7):1183-1187.

[10]MORANO D,SCUTIERO G,IANNONE P,et al. Correlation between umbilical arterial pH values and fetal vertebral artery Doppler waveforms at the beginning of the second stage of labor:a pilot prospective study[J]. JMatern Fetal Neona,2019, 32(18):3068-3073.

[11]PRIOR T,MULLINS E,BENNETT P,et al. Umbilical venous flow rate in term fetuses:can variations in flow predict intrapartum compromise? [J]. Am JObstet Gynecol,2014,210(1):61. e1-61. e8.

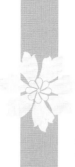

第七章 产时超声与母体心肺功能

❋第一节 正常分娩与母体心肺功能❋

一、概述

产时宫缩、疼痛、长时间卧位等因素会增加额外的心血管压力,产后液体转移、自体输血和激素变化会进一步改变心血管系统功能,增大液体外渗到肺间质的风险。外渗到肺间质的液体,即血管外肺水量(extravascular lung water,EVLW),其增加会形成肺水肿。

超声心动图是评估心血管系统功能的良好工具,但学习门槛较高,而肺部超声相对简单,通常经过两周训练即可上手。肺部超声对 EVLW 的评估,从某种程度上可以反映心血管系统功能的变化。了解健康产妇从临产至产后 EVLW 的生理性变化,既能提高监护效率,又有助于对异常进行早期识别,从而及早进行适当干预,以避免不良结局。

二、检测方法与指标

(一)仪器

肺部超声检查不需要高端、复杂的设备,便携、小型、简单的超声仪器即可满足需要。肺部超声可采用凸阵探头、线阵探头或相控阵探头,频率 2.5～7.5 MHz。使用线性探头时，B线与声束平行延伸；而使用凸阵或相控阵探头时，B线以扇形向远场呈放射状延伸。

（二）方法

肺水肿时肺部超声可在相应病变部位探测到B线。B线与"振铃效应"有关，是一条起自胸膜线并直达屏幕边缘的高回声线，类似激光，全程无衰减，可遮盖A线，随呼吸周期同步来回运动（图7-1-1）。EVLW越多，B线数量也越多。通过肺部超声检测B线可用于评估EVLW。肺部超声在发现异常EVLW方面较X线敏感，其无创、无辐射的优点是其能够应用于产科的主要原因。Picano等学者提出28肋间法，即分别在左侧第2～4肋间和右侧第2～5肋间的腋中线、腋前线、锁骨中线和胸骨旁线进行定点扫查，并计算每一个点的B线数量，28肋间的B线数目总和即超声彗星评分（echo comet score，ECS），如图7-1-2和表7-1-1所示。

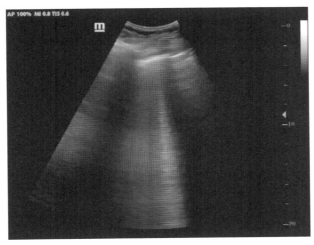

（a）1条B线

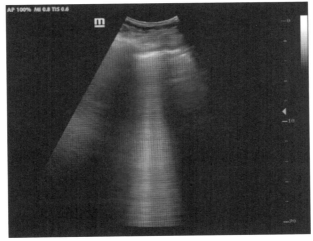

（b）2条B线

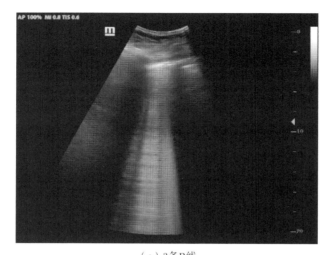

（c）3条B线

图 7-1-1　B线

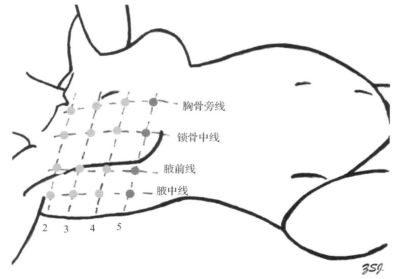

注：右侧第2、3、4、5肋间与胸骨旁线、锁骨中线、腋前线、腋中线交叉处共16个点（橙色点＋蓝色点），左侧第2、3、4肋间与胸骨旁线、锁骨中线、腋前线、腋中线交叉处共12个点。

图 7-1-2　28肋间法示意图（彩图见附录）

表 7-1-1　28 肋间法(彩图见附录)

	腋中线	腋前线	锁骨中线	胸骨旁线	肋间	胸骨旁线	锁骨中线	腋前线	腋中线	
右侧					2					左侧
					3					
					4					
					5	—	—	—	—	

(三)半定量评价

根据 ECS,将 EVLW 分为无、轻度、中度和重度:探及 5 条及以下 B 线为无 EVLW;6～15 条为轻度;16～30 条为中度;31 条及以上或呈全肺弥漫性分布为重度。

(四)B 线的鉴别

在使用 28 肋间法进行扫查时,要注意与胃肠道来源的 B 线进行鉴别,尤其是在扫查左侧第 4 肋间时。胃肠道来源的 B 线不起自胸膜线,不随呼吸周期而同步来回运动。

三、临床意义

Ambrozic 等对 12 名健康女性,包括 11 名剖宫产与 1 名顺产产妇进行了产前 1 日与产后 1 日的肺部 28 肋间超声检查,并未发现差异。福建医科大学附属第二医院张诗婕等采用 28 肋间法对 30 例健康产妇进行了临产、第二产程结束、产后 2 小时和产后 24 小时四个时间点的连续观察,发现从临产到产后 2 小时,EVLW 逐渐增加;从产后 2 小时到产后 24 小时,EVLW 逐渐减少。对心功能的观察发现,第二产程结束时心功能负担最大。因此,分娩期间对产妇心肺的监护重点应放在第二产程结束至产后 2 小时。

❀ 思考题

1. 产时超声如何评估血管外肺水量?
2. 简述 B 线的特点。

(张诗婕)

❋第二节　妊娠高血压与母体心肺功能❋

一、概述

　　妊娠高血压是妊娠与高血压并存的一组疾病,包括妊娠期高血压、子痫前期、子痫、高血压并发子痫前期和妊娠合并高血压。该组疾病严重危害母儿健康,占亚洲孕产妇死亡人数的 $10\%\sim15\%$,每年约有 6 万名子痫前期的孕产妇死亡。液体管理是子痫前期患者的治疗重点,低血容量会加重器官衰竭,而容量超负荷则会导致肺水肿。

　　肺水肿是子痫前期最常见的心肺并发症, $70\%\sim80\%$ 的子痫前期患者在产后出现肺水肿。发生妊娠高血压时,心血管系统的主要病理生理改变为血管痉挛与内皮细胞活化:前者可引起心肌收缩和舒张功能受损、心脏后负荷增大;后者则会引起血管通透性增高,导致患有妊娠高血压的产妇易发生肺水肿。在产时和产后,心血管系统发生一系列生理改变,如疼痛引起心率加快、血压升高,子宫收缩引起大量血液回心等,均会导致心脏前、后负荷增大,这对妊娠高血压患者而言,无异于雪上加霜。

　　在出现临床表现或氧合指数等指标异常前,肺水肿有一潜伏期。在此期间,液体在肺间质和肺泡腔内不断聚积,引起间质性肺水肿和肺泡性肺水肿,由此形成的诸多液-气界面正是肺部超声 B 线征的成因。因此,应用产时肺部超声监测妊娠高血压患者分娩期间的肺水肿情况,不仅有助于疾病的早期诊断与诊疗计划的制定,还能在必要时进行实时监护,避免不良分娩结局。

二、检测方法与指标

(一)评估肺水肿

如前所述,采用 28 肋间法计算 ECS 来评估肺水肿。

(二)评估心功能

(1)左心室射血分数:选择胸骨旁左心室长轴切面,分别测量舒张末期和收缩末期左心室内径,机器将自动计算左心室舒张末期容积和收缩末期容积,并将两者相减再除以舒张末期容积,从而得出左心室射血分数(图 7-2-1)。该指标可用来表示左心室收缩功能。

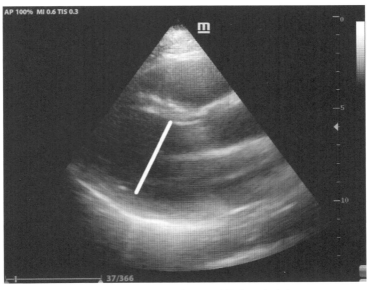

图 7-2-1　左心室长轴切面测量左心室内径

（2）右心室面积变化率：选择四腔心切面，使用描记法分别测量舒张末期和收缩末期右心室面积，并计算舒张末期和收缩末期右心室面积之差，再除以舒张末期右心室面积（图 7-2-2）。该指标可用来表示右心室收缩功能。

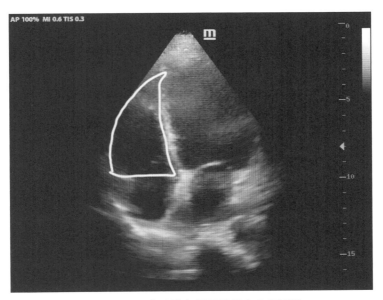

图 7-2-2　心尖四腔心切面描记右心室面积

（3）E/A：选择四腔心切面，启用频谱多普勒，将取样容积置于二尖瓣或三尖瓣瓣尖水平的中央，分别测量舒张早期峰值流速（E）以及舒张晚期峰值流速（A），并计算两者的比值(图 7-2-3)。该指标常用于评估心脏舒张功能。

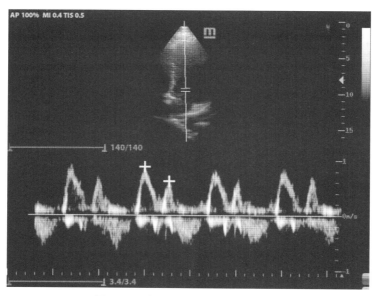

图 7-2-3　频谱多普勒测量 E/A 比值

(三)评估循环容量

下腔静脉塌陷指数:呼气末和吸气末下腔静脉的直径之差,除以呼气末下腔静脉的直径,该指标可以用于评估循环容量,能够简单、快速地判断循环过载或低血压性休克。测量时应选择剑突下纵切面,显示汇入右心房的下腔静脉长轴,在肝静脉汇入点往上距右心房 0.5～1.0 cm 处,与长轴垂直的方向上进行测量(图 7-2-4)。

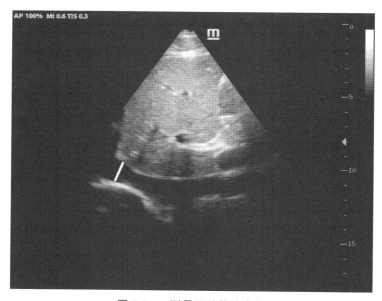

图 7-2-4　测量下腔静脉直径

三、临床意义

(1)左心室射血分数<53%提示左心衰可能。

(2)右心室面积变化率<35%提示右心衰可能。

(3)E/A<0.8 或>2.0 提示舒张功能异常。

(4)下腔静脉≤2.1 cm 且塌陷指数>50%,提示右心房压 0~5 mmHg,在正常范围;下腔静脉>2.1 cm 且塌陷指数<50%,提示右心房压升高,范围为 10~20 mmHg。

Zieleskiewicz 等研究发现,临产时使用 28 肋间法评估,与正常产妇相比,重度子痫前期患者 ECS 增加,且 ECS 与表示左心室舒张末期压力的 E/E′比值具有相关性($r=0.66$)。ROC 曲线分析显示,ECS>25 为预测左心室舒张末期压力增大(即 E/E′比值>9.5)的最佳截断值。

Ambrozic 等研究表明,在产前 1 日与产后 1 日,重度子痫前期患者 ECS 较正常产妇高;但在产后 4 日,重度子痫前期患者 ECS 与正常产妇无差异。重度子痫前期患者产后 4 日的 ECS 相较于产后 1 日发生了明显下降。研究纳入的所有重度子痫前期患者均未出现肺水肿的临床表现(即处于潜伏期)。图 7-2-5 为妊娠高血压患者产后 1 日的肺部超声表现。

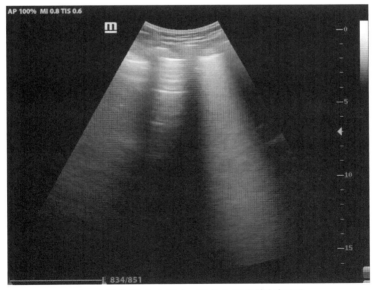

注:可见 B 线完全融合,形成白肺或"瀑布征"

图 7-2-5　妊娠高血压患者产后 1 日肺部超声表现

上述研究说明,产前 1 日至产后 1 日是重度子痫前期的产妇发生肺水肿的关键时期,也是产时超声监测的重点时期。运用肺部超声可以在亚临床阶段发现肺水肿,有助于减少与液体过度复苏相关的并发症,并筛选出需要利尿治疗的重度子痫前期患者。此外,通过简单的心脏四腔心切面测量可以迅速判断心脏收缩、舒张功能,结合反映循环容量的下腔静脉塌陷指数,可以更好地判断血流动力学变化。肺部超声与简单的心脏超声的学习速度相对较快,经过适当的培训,产科医生和助产士一般都能够有效利用肺部与心脏超声进行产时监护。

❋ 思考题

1. 产时监测心肺功能的指标有哪些?
2. 产时监测心肺功能指标具体的测量和计算方法是什么?

(张诗婕)

本章小结

母体的安危是广义产时超声的又一重要内容。

床旁心肺超声是心肺功能的重要评估方法,本章主要介绍 28 肋间肺水量超声检测方法。

简单的心血管功能的评估方法,包括左心室射血分数、右心室面积变化率、E/A 比值和下腔静脉塌陷指数。掌握这些技术有助于提高孕妇分娩的安全性。

参考文献

[1]DENNIS A T,SOLNORDAL C B. Acute pulmonary oedema in pregnant women[J]. Anaesthesia,2012,67(6):646-59.

[2]HEGEWALD M J,CRAPO R O. Respiratory physiology in pregnancy[J]. Clin Chest Med,2011,32(1):1-13.

[3]LANG R M,BADANO L P,MOR-AVI V,et al. Recommendations for cardiac chamber quantification by echocardiography in adults:an update from the American Society of Echocardiography and the European Association of Cardiovascular Imaging[J]. Eur Heart J Cardiovasc Imaging,2015,16(3):233-270.

[4]PICANO E,PELLIKKA P A. Ultrasound of extravascular lung water:a new standard for pulmonary congestion[J]. Eur Heart J,2016,37(27):2097-2104.

[5]ZIELESKIEWICZ L,CONTARGYRIS C,BRUN C,et al. Lung ultrasound predicts interstitial syndrome and hemodynamic profile in parturients with severe preeclampsia[J]. Anesthesiology,2014,120(4):906-914.

[6]RAMLAKHAN K P,JOHNSON M R,ROOS-HESSELINK J W. Pregnancy and cardiovascular disease[J]. Nat Rev Cardiol,2020,17(11):718-731.

[7]CASTLEMAN J S,GANAPATHY R,TAKI F,et al. Echocardiographic structure and function in hypertensive disorders of pregnancy: a systematic review[J]. Circ Cardiovasc Imaging,2016,9(9):e004888.

[8]RUDSKI L G,LAI W W,AFILALO J,et al. Guidelines for the echocardiographic assessment of the right heart in adults: a report from the American Society of Echocardiography endorsed by the European Association of Echocardiography, a registered branch of the European Society of Cardiology,and the Canadian Society of Echocardiography[J]. J Am Soc Echocardiogr,2010,23(7):685-788.

[9] AMBROZIC J, BRZAN SIMENC G, PROKSELJ K, et al. Lung and cardiac ultrasound for hemodynamic monitoring of patients with severe pre-eclampsia[J]. Ultrasound Obstet Gynecol,2017,49(1):104-109.

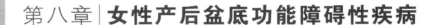

第八章 | **女性产后盆底功能障碍性疾病**

❋ 第一节　女性产后盆底功能障碍性疾病 ❋

一、女性产后盆底功能障碍定义

女性产后盆底功能障碍（female pelvic floor dysfunction，FPFD）是指由盆底肌肉、筋膜、韧带等支持结构受损导致的一系列临床症候群，主要包括盆腔器官脱垂（pelvic organ prolapes，POP）、压力性尿失禁（stress urinary incontinence，SUI）和性功能障碍（sexual dysfunction，SD）等，其中以 SUI 最为常见，其次是 POP。另外，盆底肌肉的损伤也是产后盆底功能障碍性疾病的重要组成部分，肛提肌参与控尿及控粪功能，肛门括约肌主要参与控粪功能，这两组肌肉损伤将引起尿失禁、粪失禁等相关症状。

二、女性产后盆底功能障碍与妊娠、分娩

受生育、疾病、衰老、手术等因素影响，FPFD 发生率高达 30.9％，严重影响女性的健康与生活质量，其中，女性产后盆底功能障碍性疾病的发生与母胎因素和分娩方式密切相关。

研究表明，妊娠期尿失禁病史是女性产后出现 SUI 的独立危险因素；对比择期剖宫

产,经阴道分娩女性更容易出现 POP;胎儿头围、体质量过大以及母体孕期体重过度增加也是 FPFD 的危险因素。胎儿体质量过大在分娩过程中会增强阴道及周围组织的扩张,过度牵拉盆底肌纤维,升高第二产程时间延长的概率,甚至导致盆底肌损伤。分娩过程中使用产钳助产可提升阴道复杂裂伤的发生率,可导致肛门括约肌和阴部神经损伤。相关研究报道,产钳术后 42 天的尿失禁及粪失禁的发病率分别为 50% 和 2.4%。因此,应严格掌握产钳助产的指征,以避免不必要的盆底肌损伤。

分娩镇痛可降低盆底肌损伤的风险,因为在轻度麻醉下,分娩疼痛引起的儿茶酚胺增高所致的血管收缩、子宫缺血、血压升高有所缓解,同时,麻醉后盆底组织松弛,因疼痛引起的盆底肌痉挛解除,宫缩及胎头下降所致的盆底损伤也相应减轻。

倘若在阴道分娩过程中出现累及肛门括约肌的 Ⅲ 度及以上会阴裂伤,则有可能造成患者控气、控粪功能异常。会阴侧切有助于保护会阴,能避免严重的会阴裂伤。另外,急产患者由于来不及实行有效的会阴保护,因此有可能出现较为严重的会阴裂伤。

三、女性产后盆底功能障碍性疾病的临床诊断

FPFD 的临床诊断主要依靠体格检查,辅以诊断试验、影像学检查。

(一)POP-Q 评分

目前,临床上主要采用国际控尿协会(International Continence Society,ICS)公布的盆腔器官脱垂定量分期法对盆腔器官脱垂进行量化分期,但采用该方法评估盆腔脏器脱垂的程度对检查医师的经验依赖性强,结论具有一定的主观性。

(二)其他辅助诊断

辅助诊断方法主要包括压力试验、尿动力学检查。压力试验等是主观检查,尿动力学检查是操作复杂的微创检查,且影响因素较多,因此临床应用受限。

(三)影像学检查

影像学检查主要包括 MRI 检查、X 线排泄造影、CT 和超声检查。MRI 检查可清晰显示静息状态下的盆底结构,但无法动态、实时地观察 Valsalva 状态下的盆腔脏器位置改变,亦难以判断是否存在肛提肌共激活所致的假阴性结果,且费用高昂。CT 和 X 线排泄造影具有辐射性,尤其是 X 线排泄造影,其属于微创检查,故难以作为常规筛查方法。超声检查具有无创、实时、经济、便携、重复性好等优势,逐渐成为 FPFD 重要的辅助诊断方法。

✳ 思考题

1. 何为女性产后盆底功能障碍性疾病,临床症状有哪些?
2. 妊娠和分娩过程中的哪些因素是产后盆底功能障碍性疾病的危险因素?

(柳舜兰)

❋第二节　经会阴超声对产后盆底功能的筛查❋

一、经会阴盆底超声检查方法和流程

女性盆底超声检查方法包括经腹壁超声检查、经会阴超声检查及经阴道或经直肠腔内超声检查,其中,经会阴超声检查是目前国际上应用最广泛的检查方法。

(一)检查时机

产后 6～8 周是预防盆底功能障碍的黄金期,因此,建议分娩后 6～8 周进行盆底功能筛查。

(二)检查前准备

(1)患者排空大小便后进行检查,常用检查体位为膀胱截石位。
(2)检查前医生需要和患者进行有效沟通,帮助患者理解盆底肌收缩动作及 Valsalva 动作的要领,以达到诊断目的。

(三)检查流程

《盆底超声检查中国专家共识(2022 版)》指出,盆底超声检查采用二维超声分别对静息状态、盆底肌收缩状态、Valsalva 状态下的盆底情况进行初步筛查,观察内容包括前、中、后三个腔室,肛提肌、肛门内外括约肌两组肌群,如有条件还可启动 3D/4D 扫查模式,以获取盆底容积数据,显示轴平面,对盆底情况进行更加全面、客观的评估,并出具盆底超声结构化报告。盆底超声检查流程如图 8-2-1 所示。

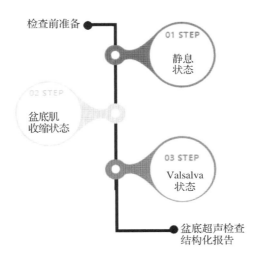

图 8-2-1 盆底超声检查流程

(四)观察内容及测量要点

1. 静息状态

盆底正中矢状切面:进行经会阴超声检查时,探头置于患者会阴正中处,指示点朝向患者腹侧,声束方向与人体矢状面平行,获取盆底标准正中矢状切面(图 8-2-2)。该切面可显示耻骨联合后下缘、耻骨后间隙、尿道、膀胱颈、膀胱、阴道、直肠壶腹部、肛管、肛提肌等结构。

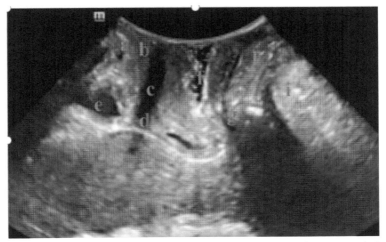

注:a—耻骨联合后下缘;b—耻骨联合后间隙;c—尿道;d—膀胱颈;e—膀胱;
f—阴道;g—直肠壶腹部;h—肛管;i—肛提肌

图 8-2-2 静息状态下经会阴超声扫查盆底正中矢状切面(彩图见附录)

2. 肛提肌收缩状态

(1)肛提肌有两种超声检查成像。

①二维灰阶超声检查：初始平面为盆底正中矢状切面，然后分别向左、右侧移动探头，沿肛提肌走行方向追踪扫查至耻骨下支附着处，观察肛提肌的连续性(图 8-2-3)。

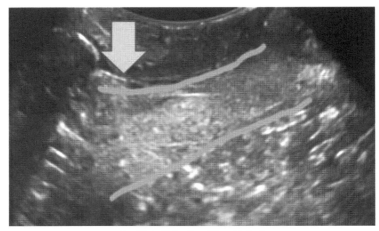

注：箭头所指为肛提肌附着处

图 8-2-3　肛提肌及其附着处(彩图见附录)

②三维超声检查：初始平面为正中矢状切面，启动 3D/4D 扫查模式，获取盆底容积数据，显示轴平面图像，并采用断层成像技术(tomographic ultrasound imaging，TUI)观察肛提肌的连续性(图 8-2-4)。

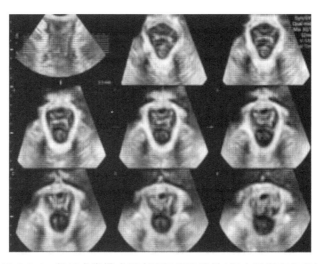

图 8-2-4　断层成像模式观察肛提肌连续性(经会阴超声扫查)

(2)肛门括约肌有两种超声检查成像。

①二维灰阶超声检查：初始平面为肛管纵切面，逆时针旋转探头 90°，并稍向后下方

倾斜,调整至肛管横切面,连续追踪观察肛门内、外括约肌的连续性(图 8-2-5)。

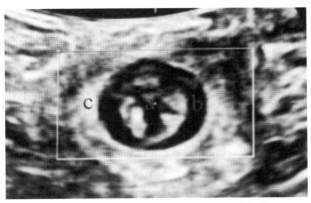

注:a—黏膜;b—肛门内括约肌;c—肛门外括约肌

图 8-2-5　经会阴超声扫查肛管中段肛门内外括约肌(彩图见附录)

②三维超声检查:初始平面为肛管横切面,启动 3D/4D 扫查模式,采用断层成像技术在横切面观察肛门内、外括约肌的连续性(图 8-2-6)。

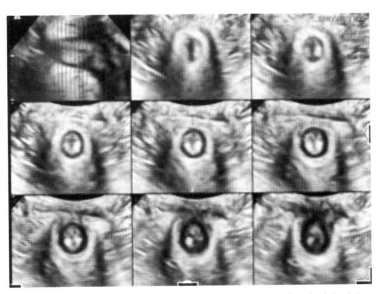

图 8-2-6　断层成像模式观察肛门括约肌连续性(经会阴超声扫查)

3. Vasalval 状态

(1)二维灰阶超声:在盆底正中矢状切面最大 Valsalva 状态帧对盆腔脏器脱垂的程度进行评估。参考线为经耻骨联合后下缘的水平线,标志性解剖结构为膀胱后壁最低点、宫颈最低点及直肠壶腹部前壁最低点(图 8-2-7)。

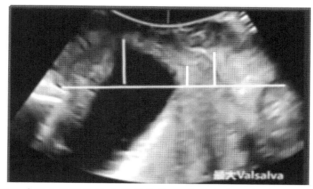

注:水平线代表经耻骨联合后下缘的水平参考线;3 条垂直线从左到右分别表示:膀胱颈最低点、宫颈最低点及直肠壶腹部前壁最低点至参考线的垂直距离

图 8-2-7　盆底正中矢状切面最大 Valsalva 状态帧(经会阴超声扫查)

（2）肛提肌裂孔成像:初始平面为盆底正中矢状切面,启动 3D/4D 扫查模式,显示轴平面,测量肛提肌裂孔面积大小(图 8-2-8)。

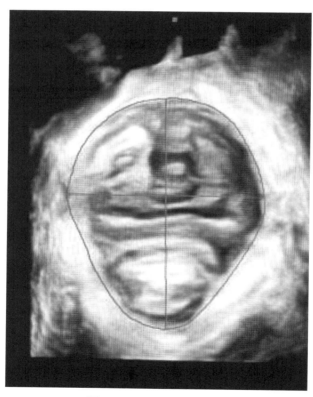

图 8-2-8　肛提肌裂孔成像

二、盆底功能障碍性疾病的超声表现

(一)压力性尿失禁

压力性尿失禁应以临床诊断为主。《盆底超声检查中国专家共识（2022 版）》推荐采用盆底正中矢状切面，在最大 Valsalva 状态帧对压力性尿失禁进行辅助评估。尿道内口开放，近段尿道开放呈漏斗形、膀胱尿道后角增大、尿道旋转角增大、膀胱颈移动度增大、膀胱膨出等是该病常见的超声表现（图 8-2-9）。

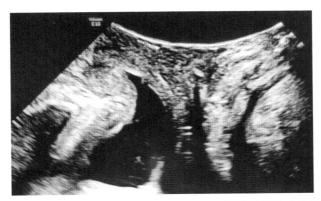

图 8-2-9 尿道内口开放、近段尿道漏斗形成、膀胱膨出声像图

(二)盆腔脏器脱垂

在盆底正中矢状切面最大 Valsalva 状态帧，对盆腔脏器脱垂的程度进行评估。参考线为经耻骨联合后下缘的水平线，标志性解剖结构为膀胱颈、膀胱后壁最低点、宫颈最低点及直肠壶腹部前壁最低点。

(1)膀胱膨出：在最大 Valsalva 状态帧，膀胱最低点达参考线水平为轻度膀胱膨出；膀胱最低点达参考线水平以下 10 mm 为明显膀胱膨出（图 8-2-10）。

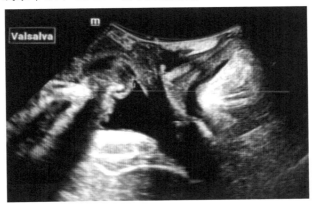

图 8-2-10 膀胱膨出声像图

（2）子宫脱垂：在最大 Valsalva 状态帧，宫颈最低点达参考线水平以上4.79 mm（图 8-2-11）。

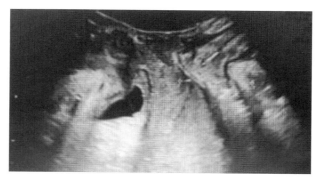

图 8-2-11　子宫脱垂声像图

（3）直肠膨出：在最大 Valsalva 状态帧，直肠壶腹部前壁及壶腹部内容物向阴道下段膨出，呈"高跟鞋"征，膨出高度达 15 mm 及以上者为明显膨出（图 8-2-12）。

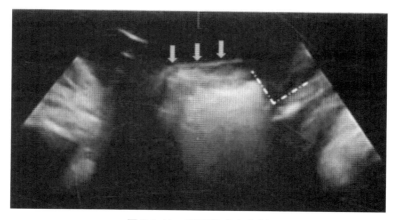

图 8-2-12　直肠膨出声像图

（三）肛提肌撕脱

在盆底肌收缩状态、经会阴二维超声双侧旁矢状切面上，肛提肌撕脱表现为一侧或双侧肛提肌连续性中断，常见撕脱部位为耻骨直肠肌耻骨支内侧面的附着处。3D/4D TUI 模式重建肛提肌裂孔轴平面可直观显示一侧或双侧肛提肌连续性中断（图 8-2-13）。肛提肌轻微撕裂时，常常仅表现为肛提肌裂孔增大（面积≥20 cm²）。

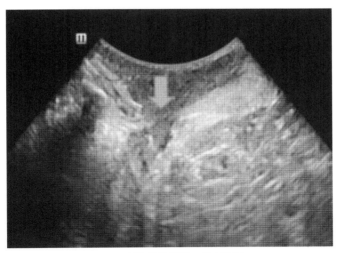

（a）一侧肛提肌撕脱二维声像图

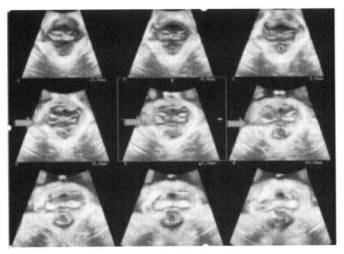

（b）一侧肛提肌撕脱TUI成像

图 8-2-13　肛提肌撕脱声像图

(四)肛门括约肌损伤

在盆底肌收缩状态、经会阴二维超声图像上,肛门括约肌损伤短轴声像表现为损伤部分肛门括约肌连续性中断或变薄,对侧未受损部位肌肉可增厚,表现为"半月征";在 3D/4D 模式、冠状面 TUI 轴平面上,肛门括约肌连续性中断,缺损超过 30°,且在 4/6 及以上层面出现该声像时诊断为完全损伤,而少于 4/6 层面出现该声像则诊断为部分损伤(图 8-2-14)。

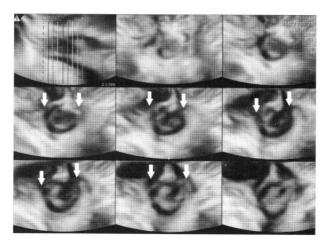

图 8-2-14 TUI 模式显示多个层面肛门括约肌损伤声像

三、小结

盆底超声是目前评估盆底功能障碍性疾病的重要辅助检查之一,可观察盆底解剖结构的形态学变化,并对其功能状态进行评估,为临床诊断及治疗方案的制定、疗效评价等提供定性或定量的客观指标。

❊ 思考题

1. 进行盆底功能筛查的黄金时期是产后多久?
2. 女性压力性尿失禁的盆底超声表现如何?

(柳舜兰)

本章小结

本章主要介绍女性产后盆底功能障碍性疾病的临床诊断,主要内容包括其与妊娠和分娩的关系、盆底超声检查方法及其流程,以及盆底功能障碍性疾病的声像表现。

盆底超声是目前盆底功能障碍性疾病评估的重要辅助检查之一,可观察盆底解剖结构的形态学变化,并对其功能状态进行评估,为临床诊断及治疗方案的制定、疗效评价等提供定性或定量的客观指标。

参考文献

［1］DWYER P. Female pelvic floor dysfunction and estrogen therapy［J］. Climacteric，2001，4（3）：179-180.

［2］朱兰，郎景和，刘春燕，等. 不同产科因素对产后尿失禁的影响［J］. 哈尔滨医科大学学报，2006，40（3）：236-239.

［3］ZHAO Y，ZOU L，XIAO M，et al. Effect of different delivery modes on the short-term strength of the pelvic floor muscle in Chinese primipara［J］. BMC Pregnancy Childbirth，2018，18（l）：275.

［4］魏玮，周桃梅，石晓敏. 产褥期盆底肌肌力筛查及相关因素分析［J］. 中国妇幼保健，2017，32（3）：462-464.

［5］石俊霞，周莉. 产钳助产与普通会阴侧切伤口愈合不良因素分析［J］. 中国临床医生杂志，2018，46（1）：92-94.

［6］姜丽，张青，李芳，等. 不同产钳助产对产后近期盆底功能障碍的影响［J］. 中国妇产科临床杂志，2021，22（2）：177-178.

［7］王宇，侯鑫楠，陆叶等. 执行新产程对产后近期盆底功能的影响［J］. 中国妇产科临床杂志，2022，23（2）：187-188.

［8］张新玲. 实用盆底超声诊断学［M］. 北京：人民卫生出版社，2019：1-3.

［9］中华医学会超声医学分会妇产超声学组. 盆底超声检查中国专家共识（2022版）［J］. 中华超声影像学杂志，2022，31（3）：185-191.

［10］WU M，WANG X，LIN X，et al. Cut-offs for defining uterine prolapse using transperineal ultrasound in Chinese women：prospective multicenter study ［J］. UltrasoundObstet Gynecol，2021，58（1）：127-132.

［11］林欣，吴曼丽，黄泽萍，等. 经会阴盆底超声定量评估后盆腔脱垂的可行性研究［J］. 中华超声影像学杂志，2020，29（9）：771-776.

［12］张新玲. 实用盆底超声诊断学［M］. 北京：人民卫生出版社，2019：113-135.

［13］中华医学会妇产科学分会妇科盆底学组. 盆腔器官脱垂的中国诊治指南（2020年版）［J］. 中华妇产科杂志，2020，55（5）：300-306.

［14］肖汀，张新玲，杨丽新，等. 超声观察膀胱颈在压力性尿失禁诊断中的研究［J］. 中国超声医学杂志，2016，32（9）：822-825.

［15］HANDA V L，ROEM J，BLOMQUIST J L，et al. Pelvic organ prolapse as a function of levator ani avulsion，hiatus size，and strength［J］. Am J Obstet Gynecol，2019：221（1）：41. el-41. e7.

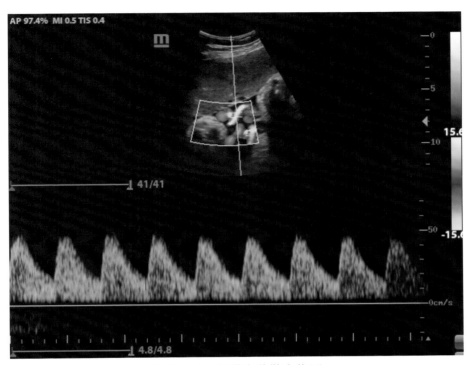

图 1-2-5　频谱多普勒声像图

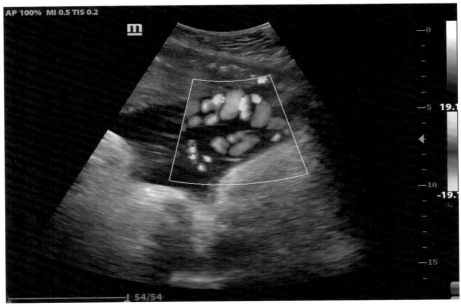

图 1-2-6　彩色多普勒声像图

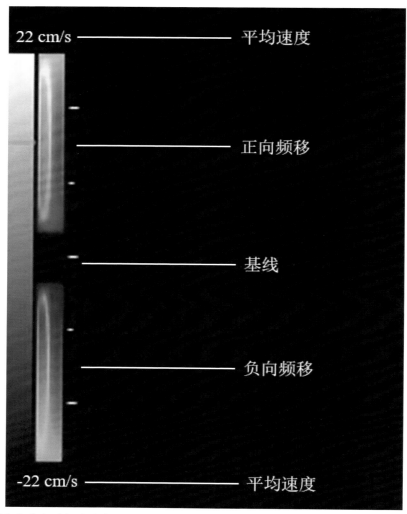

注：顶部和底部的数值代表平均速度，中间黑色代表基线，基线之上是正向频移，基线之下是负向频移。

图 1-2-7　彩色量程图

第二章 ➤ 第一节

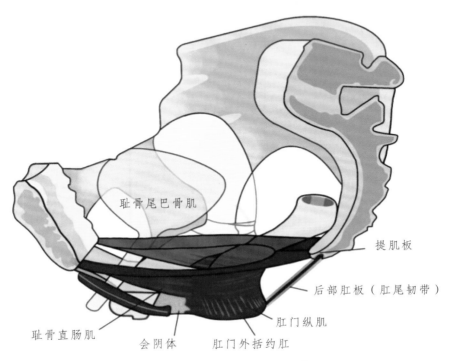

图 2-1-5　盆底肌三个平面示意图

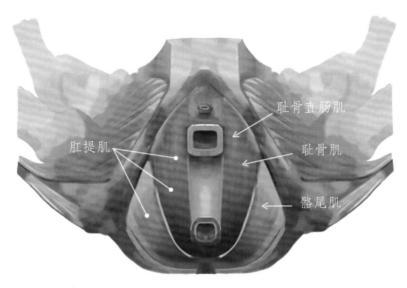

图 2-1-6　肛提肌示意图

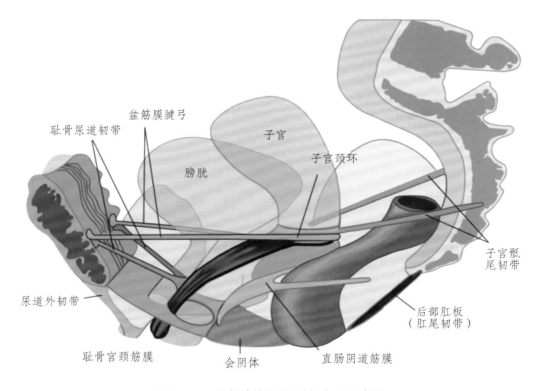

图 2-1-7 盆底结缔组织三个水平示意图

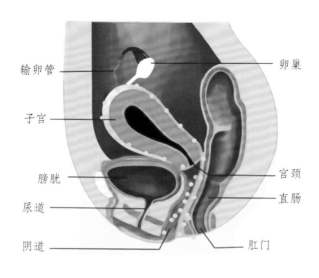

图 2-1-8 盆底三腔室示意图

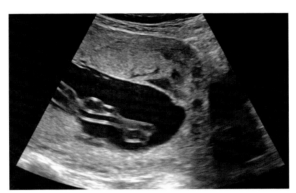

（a）二维显示脐带先露

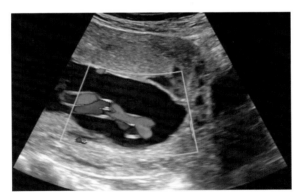

（b）彩色多普勒显示脐带血流

图 3-1-5　脐带先露声像图

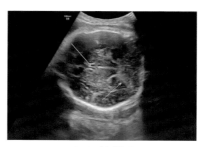

（a）枕横位

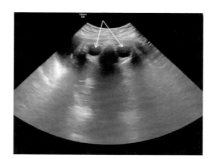

（b）枕后位

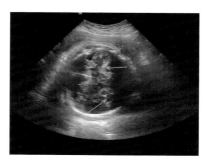

（c）枕前位

图 3-3-1 产时超声判断胎方位相关声像图

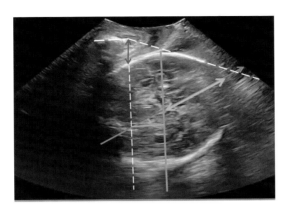

注：红色为参考线①，深蓝色为参考线②，
橙色线为胎头位置。

图 3-3-4 超声测量胎头位置

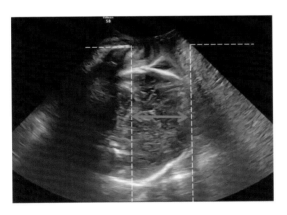

图 3-3-8 产程进展距离示意图

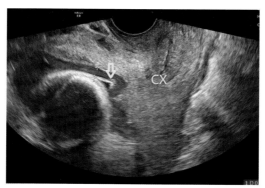

注：CX—宫颈，箭头所示为前置的血管

（a）宫颈内口上方见长条形血管走行于胎膜下

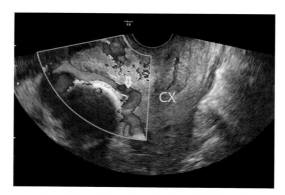

注：CX—宫颈，箭头所示为前置的血管

（b）CDFI 显示宫颈内口上方沿胎膜下走行的血管

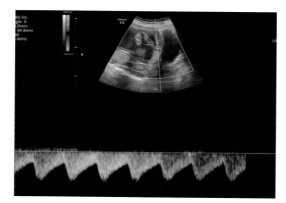

（c）频谱多普勒显示该血管为胎儿脐动脉血流频谱

图 5-2-1　血管前置

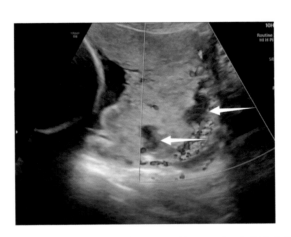

图 5-3-2　胎盘内出现多个大小不一的无回声区（胎盘陷窝）

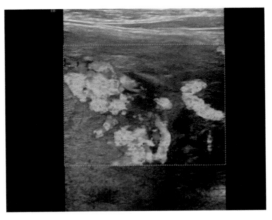

图 5-3-6　胎盘周围血管分布明显增多且粗而不规则，呈现"暴风雨血流"

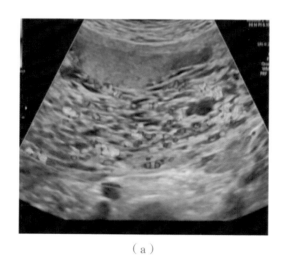

（a）

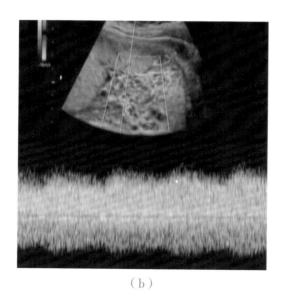

（b）

图 5-3-7 胎盘粘连声像图

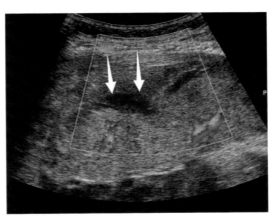

图 5-4-3 胎盘早剥之胎盘后血肿声像——低回声型

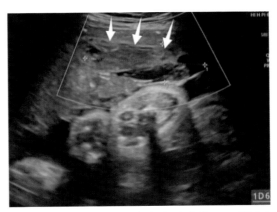

图 5-4-4 胎盘早剥之胎盘边缘血肿声像——混合回声型

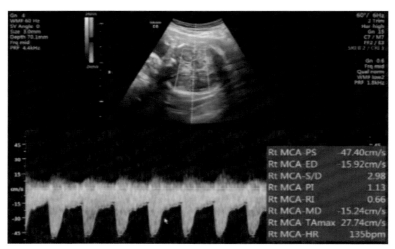

（a）大脑中动脉舒张期血流流速增高，阻力降低

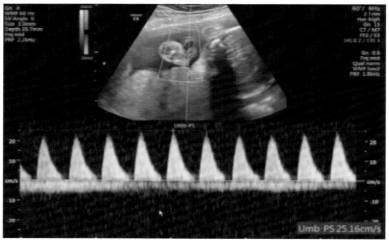

（b）脐动脉舒张期血流信号消失

图 5-5-1　受累胎儿表现为宫内窘迫，出现异常多普勒频谱

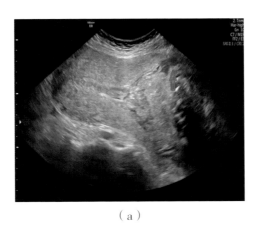

（a）

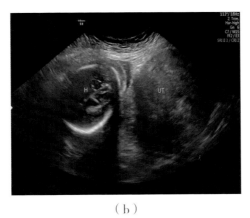

（b）

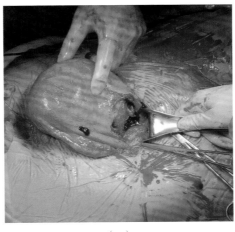

（c）

注：UT—子宫；H—胎头

图 5-7-1　完全子宫破裂

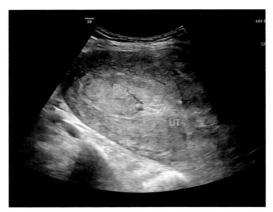 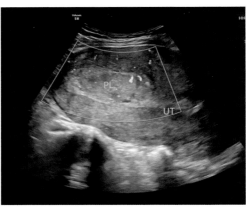

（a）产后子宫增大，宫腔内见中高回声团，
边界清

（b）彩色多普勒显示中高回声团内见短
条状血流信号

注：UT—子宫；PL—胎盘

图 5-8-1　产后胎盘残留

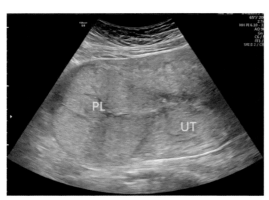 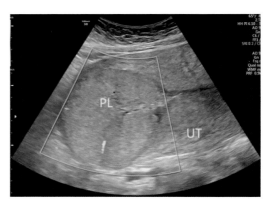

（a）产后子宫增大，宫腔底部见中高回声团，
周围肌层明显变薄，局部肌层几乎消失

（b）彩色多普勒显示中高回声团内见条
状血流信号

注：UT—子宫；PL—胎盘

图 5-8-2　产后胎盘残留合并胎盘植入

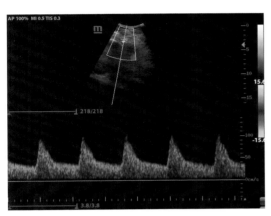
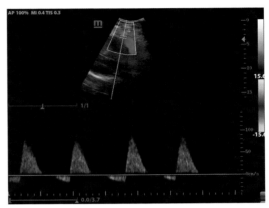

（a）正常血流频谱　　　　　　　　　（b）异常血流频谱，舒张期血流反向

图 6-1-1　子宫动脉多普勒超声测量

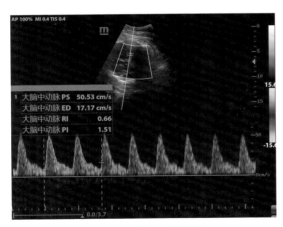
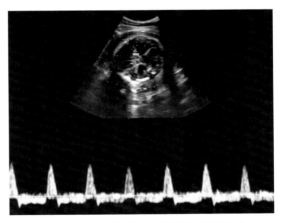

（a）正常血流频谱　　　　　　　　　（b）异常血流频谱，舒张期血流反向

图 6-1-2　大脑中动脉多普勒超声测量

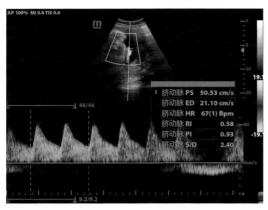
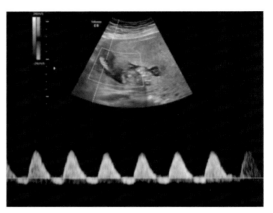

（a）正常血流频谱　　　　　　　　　　（b）异常血流频谱，舒张期血流反向

图 6-1-3　脐动脉多普勒超声测量

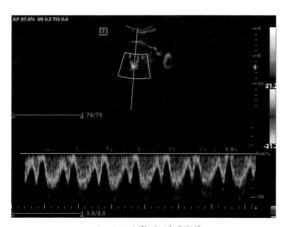
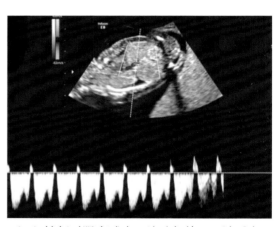

（a）正常血流频谱　　　　　　　　（b）缺氧时阻力减小、流速加快、A波反向

图 6-1-4　静脉导管多普勒超声测量

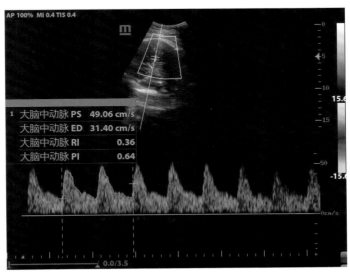

（a）宫缩时大脑中动脉阻力减小

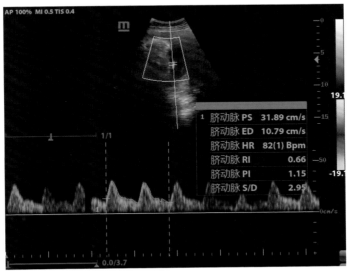

（b）宫缩时脐动脉阻力增大

图 6-2-1　产时宫缩状态下大脑中动脉和脐动脉血流频谱

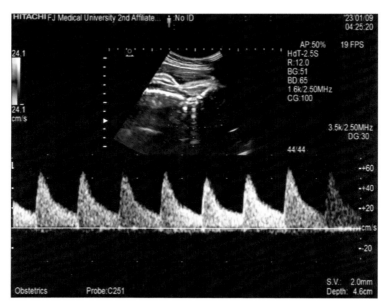

图 6-2-2　椎动脉测量

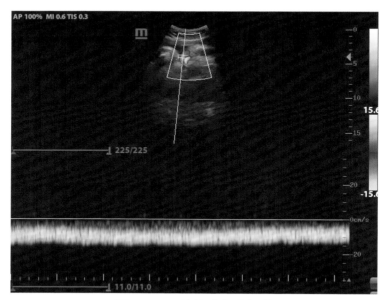

图 6-2-3　脐静脉血流频谱

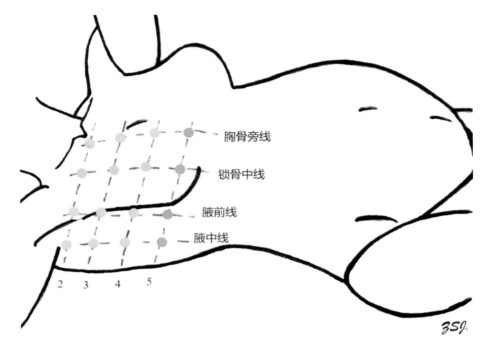

胸骨旁线

锁骨中线

腋前线

腋中线

2　3　4　5

注：右侧第 2、3、4、5 肋间与胸骨旁线、锁骨中线、腋前线、腋中线交叉处共 16 个点（橙色点＋蓝色点），左侧第 2、3、4 肋间与胸骨旁线、锁骨中线、腋前线、腋中线交叉处共 12 个点。

图 7-1-2　28 肋间法示意图

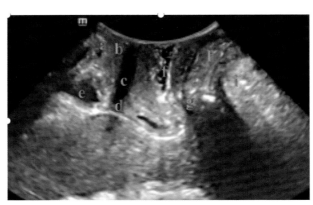

注：a—耻骨联合后下缘；b—耻骨联合后间隙；c—尿道；d—膀胱颈；e—膀胱；f—阴道；g—直肠壶腹部；h—肛管；i—肛提肌

图 8-2-2　静息状态下经会阴超声扫查盆底正中矢状切面

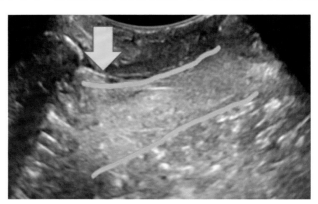

注：箭头所指为肛提肌附着处

图 8-2-3　肛提肌及其附着处

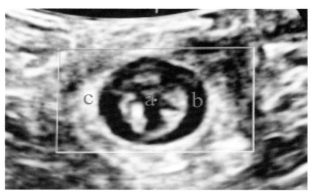

注：a—黏膜；b—肛门内括约肌；c—肛门外括约肌

图 8-2-5　经会阴超声扫查肛管中段肛门内外括约肌